관음음양오행 조절법

혜일 지음

관음음양오행 조절법

초판 1쇄 인쇄 · 2015년 6월 15일
지은이 · 혜　일
펴낸이 · 이 승 훈
펴낸곳 · 해드림출판사
　　　　　　주　소 · 서울 영등포구 경인로 82길 3-4 센터플러스빌딩 1004호
　　　　　　전　화 · 02-2612-5552
　　　　　　팩　스 · 02-2688-5568
　　　　　　e-mail · jlee5059@hanmail.net

등록번호 · 제387-2007-000011호
등록일자 · 2007년 5월 4일

* 책 값은 표지에 있습니다.
* 잘못된 책은 바꿔 드립니다.

ISBN 979-11-5634-089-8

관음음양 오행 조절법

혜일 지음

> 능히 고요하면 허와 실에 참여하고 조용히 음(陰)과 양(陽)을 운행하며 그 조화의 근원을 빼앗아 몸 밖의 일을 잊는다.

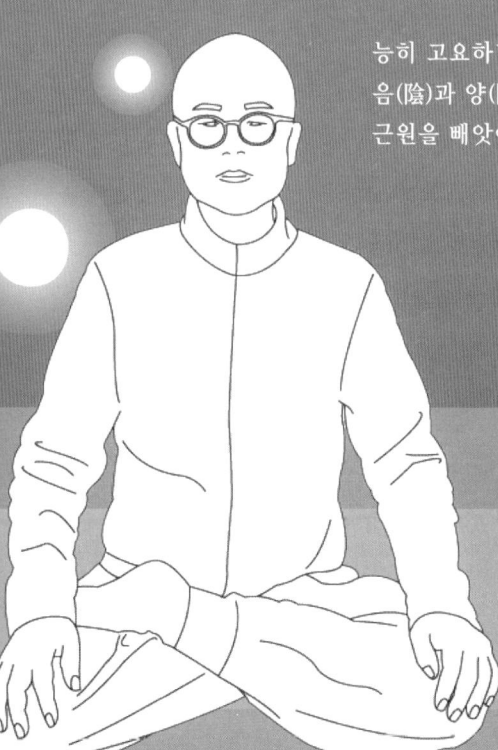

해드림출판사

목차

서문

제1부 관음음양오행 조절법

제1장	음양오행이란	12
제2장	인체 오행의 적용	26
제3장	관음음양오행 12단계 수행법이 만들어진 유래	39
제4장	관음음양오행 조절로써 모든 병을 예방 및 조절할 수 있다	45
제5장	관음음양오행 12체질 분별법	48
제6장	관음음양오행 내공법	64

제2부 관음음양오행 12단계 수련법

제1장	수련에 입문(入門)하기 전의 마음자세	68
제2장	참 수행을 어떻게 시작하나	75
제3장	삼요를 삼가한다	80
제4장	관음음양오행 1 – 2단계 수련법	87
제5장	관음음양오행 3 – 4단계 수련법	104
제6장	관음음양오행 5 – 6단계 수련법	124
제7장	관음음양오행 7 – 8단계 수련법	144
제8장	관음음양오행 9 – 10단계 수련법	163
제9장	관음음양오행 11단계 수련법	191
제10장	관음음양오행 12단계 수련법	221

〈 부록 〉

1. 묘명선(妙命線)에 관한 이야기　　　　　　　　238
2. 마군중(魔群衆)을 조복(調伏) 받는 법　　　　　241
3. 수인과 다라니의 작법　　　　　　　　　　　　249
4. 불보살 명호에 대한 이해　　　　　　　　　　　256
5. 소주천 타통과 대도(大道)를 찾아가는 송(頌)　　259

후 기　　　　　　　　　　　　　　　　　　　　　263
참고문헌　　　　　　　　　　　　　　　　　　　266

서문

제반 모든 질병의 원인은 음양오행의 균형이 깨짐으로써 발생한다. (단, 교통사고나 돌발적인 사고로 인한 외상은 제외) 대부분의 질병은 드러나는 현상만 가지고 보면 복잡다단해서 어디서부터 손을 써야 할지 치료 방안을 세우기가 난감할 때가 많다. 하지만 이 음양오행(陰陽五行)의 수리를 완전히 파악만 하고 있다면 모든 질병을 간단히 치료할 수가 있게 된다. 그 이유는 모든 만물은 음양오행(陰陽五行)에 귀속시켜 분류할 수가 있으며 온갖 질병 역시 그러하기 때문이다. 이와 같이 오행의 분류를 한 다음, 음양오행의 수리를 각기 해당 질병의 오행 분류에 배정해 깨져 있는 몸의 균형을 바로 잡아서 질병으로부터 벗어나게 할 수 있다. 이러한 원리를 근거로 해서 관음음양오행 조절법과 음양오행 12단계 수행법이 세간에 출현하게 된 것이다. 이 법은 간단하게 몸의 굴신 작용을 통해서 음양오행의 승강(오르고 내림)을 조정하여 몸의 균형을 회복함으로써 모든 질병으로부터 벗어나게 하고 환원[1], 보루[2], 축기[3]해서 반로환동(返老還童)하는 탁월한 방법이다. 이는 우주 운행의 질서와 법도에 한 치 어긋남이 없이 부합되어 범부에서 성인으로 탈바꿈되고 늙음에서 젊고 활기 있는 몸으로 되돌아가게 되는 것이다.

---

[1] 환원(還源): 잘못된 지식에 따라 익혀온 생활습관과 정기의 소모 등을 원래의 건강상태로 돌이켜 주는 것.
[2] 보루(補漏): 내공법을 통해 소모된 정혈을 보충해 주는 것.
[3] 축기(築基): 기반을 구축한다는 뜻으로 곧 단을 제련하기 전 솥과 화로를 안치하기 위해 기초 공사를 견실하게 하는 것. 내단을 형성하는 것은 외단을 만드는 과정을 본떠서 만들었다.

이 법을 수련하게 되면 마음이 고요하게 가라앉아 정(定)에 이르는데 〈음부경〉의 한 말씀을 인용해보면

"능히 고요하면 허와 실에 참여하고 조용히 음(陰)과 양(陽)을 운행하며 그 조화의 근원을 빼앗아 몸 밖의 일을 잊는다."

라고 했다. 가벼운 마음으로 하는 몸의 굴신 작용이 바로 음과 양의 승강 작용이요 수리에 맞춰서 상생과 상극을 조화해 오르고 내리니 바로 오행이 아니겠는가. 변화를 함에 있어서 그 법칙을 잃지 않으면 장생불로(長生不老) 하는 것이고 또한 성인이 되는 길이 열린다. 이에 반해 만약 변화에 따라 굴림을 당하는 삶을 산다면 범부의 삶을 당연한 것으로 받아들여 세상 나온 보람 없이 헛되이 물질만 탐하다 생을 마감하게 되는 것이다.

만약에 인연이 닿아 이 관음음양오행 조절법을 수련한다면 〈금강경〉에 전하는

"응당 마음에 머무는 바 없이 마음을 내라"

는 자세로 임해야 할 것이다. 한마음 호리의 티끌 없이 몸의 굴신 작용을 오행의 숫자에 맞춰 하다 보면 몸의 음양오행이 조절되어 병은 저절로 물러난다. 체력과 체형마저 젊음이 되돌아오는 놀라운 체험을 하게 될 것이다. 또한 음양오행이 일어나기 전의 의식마저 눈앞에 현현하니 바로 대도에 계합되어 범부에서 대자유인으로 탈바

서문

꿈됨이 아니겠는가!

　천지우주가 원운동을 하듯이 인체우주 역시 원운동을 하여 음양오행의 변화에 부합되게 조절하다 보면 참으로 기이하게도 한 치의 어긋남 없이 되는 걸 알게 된다. 안으로는 오장육부가 원운동에 맞춰 조절되고 밖으로는 신체의 굴신 작용으로 음양의 균형이 맞춰진다.

　1년은 24절기이며 동지에 이르러 一陽始生[4] 한다. 땅 가운데서 하나의 양이 나오는 것이다. 바로 음이 지극하면 양이 생하는 도리이다. 5일을 1候라 하고 3候가 모여 한 節氣가 되는 것이다. 동지에서 6절기가 지나면 춘분이 오는데 이때는 땅속에 있던 양들이 지상으로 올라오려는 때이다. 춘분에서 다시 6절기를 지나면 하지가 온다. 이때는 양이 극하여 하늘에 이르는데 太極에서 음이 생하여 그 음이 양을 안고 내려온다. 하지에서 6절기를 지나면 추분이 도래한다. 이때는 음이 내려와 양이 음의 자리로 돌아가고자 하는 때이다. 추분에서 다시 6절기를 지나면 동지가 된다. 동지엔 음이 땅속에 이르러 태극에서 1양이 시생하는데 이 1양이 지극히 고요한 가운데서 움직임을 내어 음을 지고 위로 상승하게 된다. 이러한 법칙으로 오르고 내림이 끊어짐이 없이 그 도를 따라서 운행하니 천지가 장구한 까닭이다.

　관음음양오행 조절법은 이러한 천지운행의 질서와 음양소장의

---
4 동지를 일양시생이라고 하는데 주역의 괘상으로 지뢰복괘(地雷復卦)를 말한다.

변하는 법칙에 한 치의 어긋남이 없다. 이런 연유로 해서 이 법을 수행하다 보면 건강 장수는 물론이고 大道에 계합함도 힘들지 않다. 이 법은 또한 몸속의 邪氣를 몰아내고 正氣를 충족시키는 방법이기도 하다. 〈황제내경〉에 이런 말이 있다.

"정기가 항상 존재한다면 병이 어디에서 오겠느냐?"
(正氣常存 病何處來)

이렇게 좋은 몸의 조절법을 다만 원컨대 많은 이들이 수련해서 질병으로부터 벗어나게 되고 젊고 활력 있는 몸으로 회복해 大道에 묵묵히 계합되어 각자의 본래 면목을 되찾길 빌고 빌 뿐이다.

사문 혜일 씀

제1부

관음음양오행 조절법

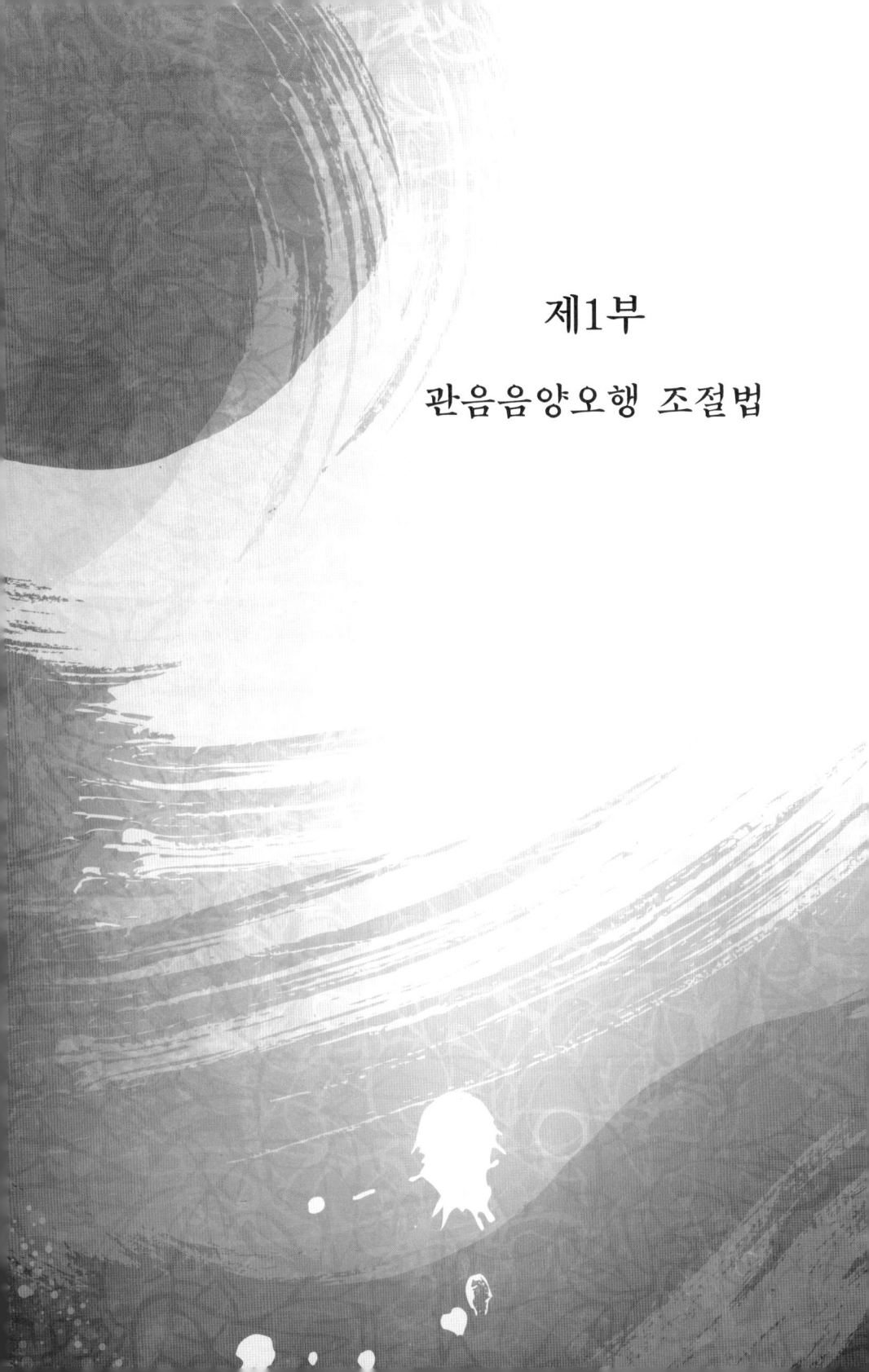

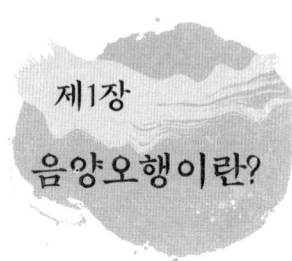

제1장
음양오행이란?

　음양(陰陽)이란 일체의 모든 만물에서 서로 대립하는 속성과 서로 의존하고 있는 성질이 있는 것을 보고 음과 양으로 구분해서 개괄해 놓은 것이다.
　전통의학에서는 이미 오래전에 천인합일(天人合一)의 사상을 토대로 음양오행의 원리를 인체의 오장육부에 배대해서 사람들을 치료하는 데 사용하여 왔다. 옛 선현들은 일체 만물의 관계가 서로 상생하면서도 상극하며 변화하는 것을 보고 관찰해서 사물 자체의 고유한 특성을 파악했다. 이런 연유로 음양은 만물의 강기(綱紀)라고 했다.
　〈도덕경〉에 말하길 '도(道)에서 일이 생하고 일에서 이가 생하고 이에서 삼이 생하고 삼에서 만물이 생한다' 했다. 여기에서의 이가 바로 음양이다. 사물의 음양은 상대적이다. 비유하자면 하루 가운데 낮은 양이요 밤은 음이다. 다시 세분하자면 낮 가운데서 음양을 구분할 수 있다. 정오이면 이전은 양 중의 양이고 정오 이후는 양 중의 음이다. 또한, 밤의 자정 이전을 음 중의 음이라고 하면 자정 이후는 음 중의 양이다. 이렇듯 음양이란 고정불변이 아닌 유동적이고 다변적이다. 이로 미루어 모든 만물은 음과 양으로 개괄될 수 있고 각 물체의 내부도 역시 음과 양으로 구분할 수 있다. 이렇게 음과 양은 대립인 동시에 통일인 것이기도 하다. 이러한 이치를 잘 헤아려 의술에 사용한 것이 바로 음양학설이다.

〈황제내경, 소문〉의 '음양이합론'에 보면 "음양이란 것은 헤아려서 열 가지를 내보이면 이를 미루어 백 가지를 파악할 수 있고 또다시 헤아려서 천 가지를 내보이면 미루어서 만 가지를 알 수 있다. 만 가지보다 더 많아지면 다 헤아려 볼 수는 없어도 적용되는 요령은 마찬가지이다."라고 했다. 통상적으로 제반 활동적, 외향적, 따뜻함, 밝은 것, 상승하는 것 등은 양이고, 정지한 상태, 차고 어둡고 하강하는 것 등은 음에 속한다.

음양을 인체에 적용시켜 보면 상체는 양이고 하체는 음이며 신체 바깥은 양이고 신체 안쪽은 음이다. 또한, 등은 양이고 배 쪽은 음이다. 사지(四肢)의 바깥은 양이고 안쪽은 음이다. 오장과 육부를 구분해 보면, 오장 즉 간, 심장, 비장, 폐, 신장은 안에 속하므로 음이고 육부인 담, 위장, 대장, 소장, 방광, 삼초는 바깥에 속하며 양이 된다. 오장 가운데도 음과 양을 구분할 수가 있다. 심장과 폐는 위쪽에 있으므로 양에 속하고 간과 비장, 신장은 아래쪽에 위치하므로 음에 속한다. 결론적으로 인체 역시 음양으로 개괄할 수 있음과 동시에 상생과 상극으로 조합되어 있다는 것이다.

인체의 건강을 유지함에는 기능과 물질 사이에 있어서 항상 상대적인 음양의 조화가 이루어져야만 건강하고 정상적인 생리 활동이 가능하다. 모든 질병은 음양의 조화를 잃음으로써 인해 생겨난다. 음과 양은 서로의 뿌리가 되고 상대편에 영향을 주어 서로 견제하고 시로 소장(消長)한다. 이린 연유로 음양의 어느 한쪽이 치우쳐 성(盛)하거나 허(虛)해지면서 조화로움이 깨져 질병이 발생한다. 질병의 발생 여부는 정기(正氣)와 사기에 연관되어 있다. 정기란 인체를 유지 존속함에 있어 절대 불가결한 전체적인 기능 유지와 질병에 관한 저항 능력을 의미한다. 사기는 인체에 질병을 유발하는 기운을 말하는데 정기를 음양으로 구분하면 음기와 양기로 나누고 사기는 음사와 양사로 구분된다. 육음 즉 한(寒), 습(濕) 풍(風), 서(暑), 열(熱), 조(燥) 가운데서 한과 습은 음사이고 풍, 서, 열, 조는 양사이다. 그러므로 인체의 질병이란 정기와 사기의 투쟁에 의해 음양의 치우침으로 조화를 잃어버려서 생긴 것이라고 할 수 있다. 때문에 아무리 복잡한 병이라 하더라도 음양의 균형을 잘 조절하면 병을 물리칠 수가 있는 것이다. 기본적으로 정기가 생존해 있는 상태에서의 말이다.

오행(五行)이란 다섯 가지 물질의 운동으로서, 맨 처음 우임금의 〈홍범(洪範)〉에 나온다. 제반 사물은 고립적이고 정지적이지 않고 부단하게 움직이면서 상생과 상극을 통해서 평행을 유지한다는 것이다. 오행의 수(數) 기원은 하도(河圖)와 낙서(洛書)에서 시작된다. 1, 6은 수(水), 2, 7은 화(火), 3, 8은 목(木), 4, 9는 금(金), 5, 10은 토(土)이다. 하도에서는 좌선하면서 상생하고 낙서에서는 우전하면서 상극하는 것이다.

황하에서 용마의 등에 55개의 점이 그려져 있는 하도가 출현했다. 1, 2, 3, 4, 5는 생수로서 만물을 생하는 근본이 되므로 안에 있고 6, 7, 8, 9, 10은 성수로서 만물이자라 성숙한 시기의 형체를 이룬 것이라, 밖에다 두었다. 바로 선천(先天)의 도를 나타낸다. 낙수에서는 신령스러운 거북이 출현했는데 45개의 무늬가 있었다. 머리 쪽에 9개, 꼬리 쪽에 1개, 좌협에 3개, 우협에 7개, 좌견에 4개, 우견에 2개, 우족 부근에 6개, 좌족 부근에 8개 ,등심에 5개의 무늬가 각각 있었다. 우임금은 이 낙서를 보고 영감을 얻어 구하를 소통시켜 치수의 대사업을 완성해서, 황하의 범람을 막아냈다.

낙서는 시계의 반대 방향으로 오행의 상극을 나타낸다. 수극화, 화극금, 금극목, 목극토, 토극수. 우리의 관음음양조절법과 12단계 수행법도 이 낙서의 이치를 근거로 해서 만들어진 것이다. 하도는 시계 방향으로 움직여 오행의 상생을 나타낸다. 이로 미루어 보건대 모든 사물에는 상생과 상극의 관계가 내재되어 있음을 알 수 있다. 오행 중의 모든 사물에는 음양의 속성이 내재되어 있는데 기수(奇數)인 1, 3, 5, 7, 9를 '양'이라 하고, 우수(偶數)인 2, 4, 6, 8은 '음'에 속한다. 이런 까닭으로 상극의 순서에도 여러 가지의 배열 방식이 있을 수 있다. 그중에서 입체적인 음양 상착(相錯)의 방법을 말해보면, 만일 음수(陰水)가 양화(陽火)를 극하면 양화가 극함을 입어서 음화(陰火)가 치우쳐 성해지고, 음화가 성한 즉, 양금(陽金)을 극하게 되어 음금(陰金)이 성하게 되므로 양목(陽木)을 극한다. 같은 이치로 음목(陰木)이 양토(陽土)를, 양토가 음수(陰水)를 극하게 된다.

하도 도표

圖　數　圖　河

南

東　　　　　　　　　　　　西

北

此圖以相生爲序左
行自北而東而南而
中而西而復始於此

낙서 도표

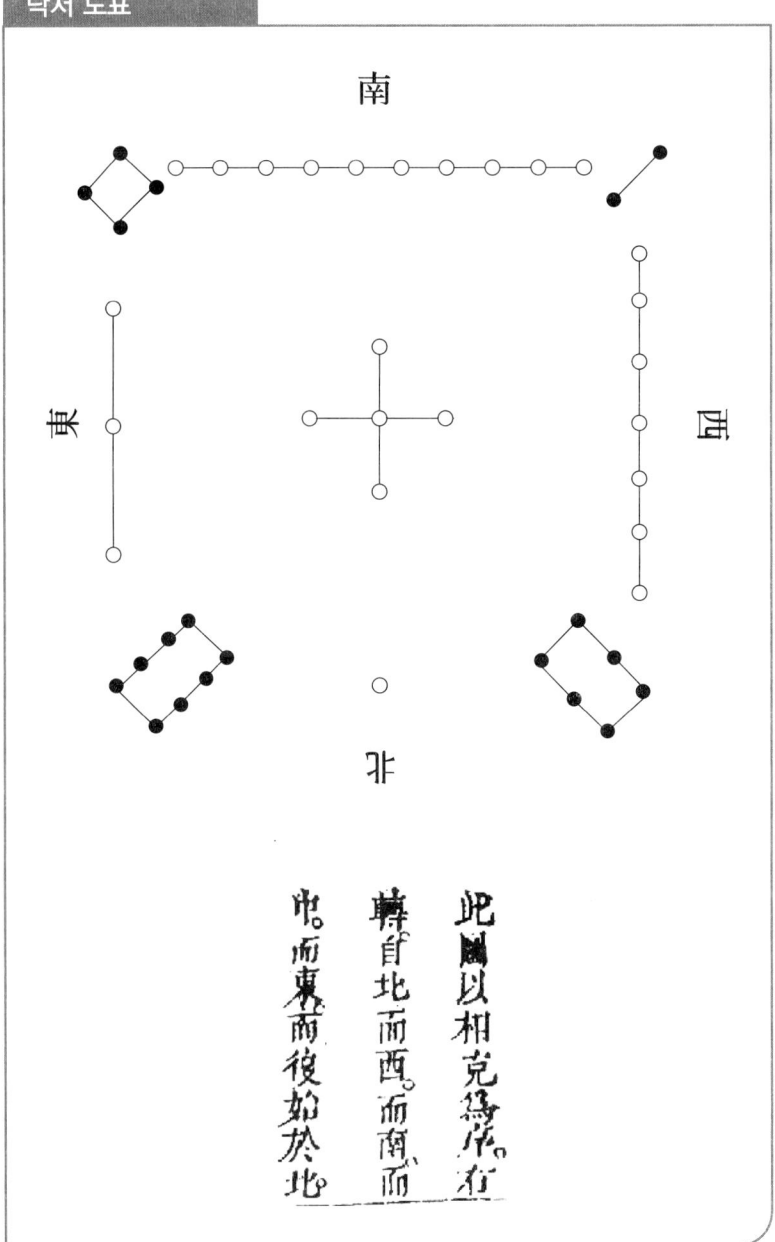

오행의 각기 특성을 살펴보면,

1) 수의 특성

수왈 윤하라고 했는데 윤하는 수가 자윤하면서 아래로 내려가고자 하는 성질이 있음을 말한다. 이와 같이 차갑고 자윤하면서 아래로 흘러내리는 운동을 하는 것은 모두 수에 속한다. 수행의 사람은 자기의 고집이 없고 남의 의견을 잘 듣는 편이라 자신의 정체성이 결여된 것 같은 느낌을 준다. 물의 성질은 안은 밝고 밖은 어둡기 때문에 자신의 내면을 관찰하는 데는 밝지만 남을 관찰함에 있어서는 어두운 편이다.

2) 화의 특성

화왈 염상이라 하는데 사물이 뜨겁게 하고 상승하는 작용이 갖추어져 있으면 모두 화에 속하는 것으로 본다. 불은 속은 어두운 반면 밖은 밝기 때문에 화행의 사람은 성품이 활달하고 개방적이며 적극적이다. 반면 내면을 관찰함이 부족한 대신에 외부인 남을 관찰함에는 밝은 편이다.

3) 목의 특성

목왈 곡직이라고 했는데 곡직은 바로 나무가 자라나는 모양을 보고 말했는데 나무는 가지와 줄기가 곧게 뻗으면서 위쪽과 바깥쪽으로 곧게 펼쳐 나간다. 이러하므로 생장하고 가닥가닥 뻗어 나가면서 상승하므로 상승하는 기능과 성질은 모두가 목에 속하는 기운이다.

목은 수의 수렴하는 기운과 화의 발산해 나가는 기운이 합해서 이루어진 것이다. 나무의 나이테는 수의 수렴하는 성질이요, 뻗어 나가면서 상승하는 것은 화의 성질이다.

4) 금의 특성

금왈 종혁이라 했는데 종혁이라는 뜻은 변혁을 뜻하는 말이다. 수렴하고 숙강하고 청결한 작용이 있는 것은 모두가 금에 속하는 성질이다. 금행의 사람은 일에 처함에 있어 결단력이 있으나 남의 말을 귀 기울여 듣지 않고 금행 특유의 딱딱한 고집이 있다.

5) 토의 특성

토왈 가색이라 했는데 가색의 뜻은 토에 농작물을 파종하고 수확하는 작용이 있음을 나타내는 말이다. 거두어들이고 승재할 수 있고 생화하는 작용이 있는 것은 모두 토에 속한다. "만물은 토에서 생겨나고 토에서 죽는다.", "토는 만물의 어미다."라고 했다. 유무형의 모든 것이다 토를 의지한다. 토는 전체이고 종합적이다. 토행의 사람은 겉으로 보기에는 원만한 것 같지만 사려가 많은 사람이다. 중화를 얻으면 신뢰할 수 있는 반면 중화를 잃으면 신뢰할 수 없는 사람이다.

인체를 오행(五行)으로 분류해서 배대한다면 다음과 같다.

근(筋)과 눈(目)은 간목(肝木)에 속하고

맥(脉)과 혀(舌)은 심화(心火)에 속하고
살집(肉)과 입(口)는 비토(脾土)에 속하고
피모(皮毛)와 코(鼻)는 폐금(肺金)에 속하고
뼈(骨)와 귀, 이음(항문, 음부)은 신수(腎水)에 속한다.

형태의 구조와 검사를 통한 자료의 분석을 중시하는 서양의학과는 달리 전통의학은 오장육부의 유기적인 또한 전체적인 조화로운 기능을 강조한다. 오행은 하도와 낙서의 수리론을 근거로 해서 나왔는데 문헌상으로 처음 보이는 곳은 우임금의 홍범이다. 오행 상호 간의 상생과 상극 작용으로 인해 크게 지나치지도 않고 미치지도 않는 상태에 빠지지 않고 끊어짐이 없이 상환하면서 평행을 유지한다. 오행으로 자연계를 내다보면 기후의 변화와 오운육기에 의해 질병의 흐름을 예견해서 예방할 수 있고 인체로 내다보면 신체의 정체적인 생리적 현상을 파악하고 분류해서 간단하게 설명할 수 있다.

오행의 운동 상태에 있어서는 상생과 상극 외에 상승과 상모가 있다. 승(乘)이란 한 행이 지나치게 강한 현상을 말한다. 예를 들면 금극목인데 본래 금이 목을 극하는데 금의 기운이 지나치게 강하면 목을 심하게 억제해서 평행에 이상이 발생한다. 또 한 가지는 금은 정상적인데 목이 허할 경우에도 승의 현상이 일어난다. 내관을 통해 승의 현상을 보면 해당 행의 반 이상을 기의 형태로써 잠식하고 머리 위로까지 기운이 뻗쳐 있었다. 다음은 상모인데 모(侮)의 뜻은 업신여길 모인데 원래는 내가 극할 수가 있는 상대의 행인데 거꾸로 업신여김을 당하는 것이다. 예를 들면 수극화인데 즉 물이 불을 이

기는데 화의 기운이 지나치게 성해서 오히려 반대로 수를 극하는 것을 말한다. 화가 반대로 수를 이기는 상모의 현상을 내관을 통해 보니 수의 기운이 아예 위로 올라오지 못하도록 화의 기운이 막고 있고, 나타난 인체의 증상으로는 고환, 아랫배 좌측 신장 쪽에 통증이 나타났다. 이것을 화모수라고 한다.

음양오행론으로 일체의 사물을 간략하게 개괄할 수 있다고 했다. 옛 선현들이 정립한 이러한 자연의 이치를 관찰을 통해 수행 중에 재삼 확인할 수도 있다. (물론 천목이 열린 후 내관을 통해서 볼 수도 있다.) 태극에서 음양이 나누어지고 음양에서 오행으로 나타나는데 생성된 순서대로 수, 화, 목, 금, 토의 차례로 나타난다. 이런 연유로 수리를 보면 수는 1, 화는 2, 목은 3, 금은 4, 토는 5인 것이다. 성수를 같이 쓰면 수 1. 6, 화 2. 7, 목 3. 8, 금 4. 9, 토 5. 10인 것이다. 수행을 하면서 내관을 통해 보면 노자의 도덕경 또한 단순한 이론서가 아닌 수행하면서 내관[5]을 통해 본 것을 기록한 것이라 할 수 있다. 그러나 시중에 나와 있는 주석서나 번역된 책들을 보면 거의 대부분이 이치적으로만 해석해 놓은 것뿐이다. 당대에 왕필의 주석본으로부터 하나같이 전혀 수행해본 적이 없는 이들이 견강부회한 이치에 글자의 자구만 해석을 해 놓았다. 도덕경 본래의 뜻에는 전혀 미치지 못한 듯하다. 이로 미루어 보건대 선현들이 이룩해 놓은 전통문화들이 시대에 뒤떨어지고 필요 없는 사상이나 이론

---

[5] 내관(內觀)이란 마음을 고요히 해서 밖으로 치닫던 모든 감각기관을 안으로 돌이켜 내면세계를 관찰하는 것을 말한다.

이 아니고 후학들인 우리가 제대로 그 뜻을 파악지 못하고 실제에 있어서 적절히 활용할 줄을 모를 뿐이다. 온고이지신이라 하지 않았던가. 닭이 알을 품듯 따뜻하게 옛것을 익혀서 자기 것으로 만든 후에야 새로운 것이 나오는 법이다. 어떤 일본인 의사분이 쓴 글인데 책 내용에 전통문화에 대한 이해의 부족으로 쓴 부분이 있어 조금은 충격적이라 그 단락을 적어본다. "일본 현대 한방의학의 증은 의술의 요소가 너무 강하여 이론화와 체계화가 되어 있지 않다. 또한 중의학의 변증론치도 이론은 훌륭해 보이지만 이 이론의 음양오행론은 형이상학적이며 과학적 의학으로 정립하기엔 무리가 있다. 게다가 병태 파악도 사진이라는 원시적 오감에 의존하기 때문에 웬만큼 임상 경험을 쌓지 않으면 이런 정보만으로 이루어진 변증론치에서는 상상과 공상이 개입되기 쉽고 병태를 올바르게 파악하기가 어렵다. 중의학도 진단할 때 서양의학의 기법을 도입하여 정확하고 객관적인 병태 파악에 주력해야 마땅하며 언제까지나 전근대적인 음양오행론에 매여 있어서는 안 된다."라고 쓰여 있다.

이와 같이 신분이 의사이면서도 전통문화에 대한 이해 부족으로 음양오행의 이치조차 제대로 알지 못하고 이렇게나 자기의 무지함을 자랑스럽게 늘어놓고 그걸 또 좋은 책이라고 번역 출판을 해놓은 걸 보면 많은 아쉬운 마음이 든다. 이치를 제대로 알지 못한 채 음양오행론을 전근대적 이론이라고 당당하게 말하는 그 배짱과 그 모습이 참으로 놀라움을 금치 못하였다. 〈상한론〉을 지은 장중경은 사진 가운데서 망진만 가지고서도 그 사람이 이십 년 후에 어떻게 될 것이라고 진단한 사실이 있다. 이런 글을 읽어보지도 않은 모양인 것

같고 또한, 내관 수련을 통해 정좌해서 조금만 수련을 쌓으면 이 사진조차도 필요 없이 환자에게서 나오는 기운의 전감만으로도 병을 진단해 낼 수 있는 것이 음양오행이론이다. 자기 자신이 접해보지 못한 세계가 이렇게나 많은데 정신세계의 영역에서만큼은 우리 동양보다 훨씬 뒤떨어진 서양의 과학적인 방법을 도입하란다. 자신의 좁은 관견으로 함부로 얘기를 하고 있어서 〈황제내경, 소문〉에 나오는 음양에 관한 내용을 적어본다. "음양응상대론편에 황제가 이르대 음양이란 것은 천지의 도요 만물의 강기이고 변화의 부모며 생살의 본시이며 신명이 거처하는 궁부이다. 병을 치료할 때는 반드시 그 근본에서 구해라."라고 했다.(陰陽者, 天地之道也, 萬物之綱紀, 變化之母, 生殺之本始, 神明之府也, 治病必求於本)

  진리나 도는 세월이 간다고 변하고 전근대적으로 되는 것이 아니다. 시시각각으로 변화를 좇아가는 양의와는 달리 하나의 이치를 장악하면 평생을 쓰고 남음이 있는 것이 바로 이 음양의 이치다. 이런 좋은 이치를 남겨준 선현들에게 감사한 마음을 갖지 못할지언정 전근대적인 이론이라고 매도를 해버리는 것에 참으로 한심한 마음 금치 못하겠다. 과학에 대한 너무 미신적인 태도도 좋지 않다. 과학이라고 완전한 것이 아니지 않은가. 어제의 이론이 오늘의 새로운 이론이 나오면서 도태되어짐을 종종 봐왔지 않은가.
  선인들은 음양의 이치를 앎이 바로 근본을 치료할 수 있다고 몇 천 년 전에 벌써 말해 놓았는데 이런 가장 기본적인 공부조차도 안 된 자가 의사 노릇을 하고 있는 게 지금의 현실이다. 양의를 본떠 실험

실에서 한약 성분을 분석해낸다고 과학적이 되는 것은 아니다. 그리고 이런 깃도 진통의학에서 중요시하는 약의 성미론(性味論)과는 거리가 멀다. 한약은 성분을 가지고 병을 치료하는 게 아니고 성미로써 치료를 하므로 접근하는 자체가 잘못된 것이다. 용약(用藥)을 하는 것 또한 마찬가지다. 음양오행의 이치를 떠나서는 약을 쓸 수 없다. 만약 이러한 원리를 무시한 채 사용된다면 한약이라고 이름을 할 수가 없다.

요즘은 어쭙잖게 중의나 한의 또한 양의를 닮아가서 한약을 화학 성분으로 나누어서 알칼로이드, 지질, 유기산, 탄닌, 단백질, 당류, 미량원소 등 12가지로 나누어서 과학적인 체계를 바탕으로 현대화했다고 떠든다. 이는 크게 어리석은 소치다. 청열해독 작용이 있는 황백과 황련은 베르베린이 주요 성분이지만 황백과 황련의 전체적인 약성을 절대로 대신할 수가 없는 것이다. 한약의 효능은 성분에 있지 않고 약의 성미에 있다. 그래서 열병에는 한성의 약을 쓰고 한냉 병에는 열성과 온성의 약을 쓰는 것이다. 용약을 함에 있어 아무 체계나 이론이 없이, 쓰는 게 아니고 모두가 음양오행의 원리에 맞춰 배대하여서 사용하고 있는 것이다.

이런 한방의 고유적인 사고를 무시한 채 양의를 본떠 실험실에서 성분을 분석하고 과학적이라 운운해서 되겠는가! 음양오행이 바탕이 안 된 약의 사용은 한약이라 할 수 없고 그냥 자연약물을 사용하는 민간요법일 뿐이다. 변증에 의해서 병을 치료하지 않고 그냥 경험에 의해서 어디 병은 뭐가 좋다더라 하는 식의 카더라 통신과 같은 카더라 요법일 뿐이다. 진리나 도는 절대로 변하는 게 아니다.

시대가 아무리 바꿔지고 설령 백만 년이 흘러도 변하지 않고 도태되지 않는다. 음양오행론은 천고 불변의 이치다. 지구촌이 없어지고 온 우주가 다 멸해도 변하지 않는 것이 음양오행론이다.

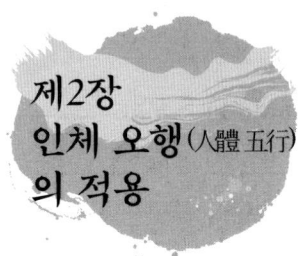

제2장
인체 오행(人體 五行)의 적용

위에서 간략하게 살펴보았던 오행(五行)을 인체에 응용해서 사용하려면 먼저 오장육부를 오행에 배대해서 정해 놓아야 된다. 심(心)은 화(火), 비(脾)는 토(土), 폐(肺)는 금(金), 신(腎)은 수(水)이고 간(肝)은 목(木)이다. 이렇게 정해 놓은 근거는 오행의 특성과 오장의 생리적 특성에 맞춰 관련되어진 것을 가지고 정해 놓았다. 선도(仙道)에서 오장육부의 생리학적 특성의 파악은 다만 현대의학의 해부학적 수준에만 국한된 것이 아니고 천인상응(天人相應)의 이치를 바탕으로 수련을 하는 과정에서 내관을 통해 직접 체험하고 증험한 것을 가지고 음양오행이론을 인체오행에 적용시켜 확실하게 실험하고 증명한 결과였다. 이런 연유로 얼핏 보면 현대 의학의 해부학이나 생리학과 같은 것 같지만, 관찰해간 각도나 사유 방식은 전혀 다르다고 할 수 있다.

  오행을 인체의 오장에 배대하고 나면 오행의 상생과 상극을 하는 이치에 따라 서로 도와주고, 억제하는 상관관계를 풀어낼 수가 있다. 상생의 쪽에서 문제가 발생하면 생화(生化)의 기능에 차질이 생기고, 상극의 쪽에서 문제가 생기면 장부 간의 평행을 유지할 수가 없다. 이런 연유로 상생과 상극의 이치로 병리를 잘 설명할 수 있다. 실하다는 것은 지나친 것을 말함이요, 허하다는 것은 부족한 것을 말함이다. 인체가 건강할 적에는 각기 장부가 서로 잘 협조해서 균형을 유지하고 외감(外感)이나 내상으로 병이 생기면 오장육부 가운데서 어느 한곳이 태과(太過)나 불급(不及)이 발생한다. 이때에 만약 오행의 조절을 해주지 않으면 병이 진행되어 서로 관련된 장부에까지 영향을 미치게 된다. 그런 연유로 한 장부에 병이 나면 먼저 상생하는 장부와 상극관계가 있는 장부도 같이 관찰을 해야 된다.

1. 오장

오장은 심, 폐, 비, 간, 신을 말한다. 주요역할은 정기(精氣)를 갈무리한다. 심장이 오장을 주재하는 군주다.

1) 심장

심장은 생명 활동을 주재하고 혈맥을 조화롭게 하는 군주지관(君主之官)이다. 이런 까닭으로 심장의 기능이 좋으면 얼굴색이 좋고 광택이 나면서 정신이 있어 보인다. 만약 심장의 기능이 좋지 않으면 얼굴에 화색이 돌지 않고 핏기가 없다고 표현한다. 수소음(手小陰)은 심장의 경맥이다. 만약 수소음의 기운이 끊어지면 심장의 기운이 쇠약해지고 혈행의 장애가 생겨 엉겨서 막히게 된다. 피는 본래 적색이지만 엉겨버리면 검은색이 된다. 피가 정상적으로 운행이 되려면 인체에 혈액 자체가 충분해야 된다. 또한, 심장의 주된 기능이 혈맥을 주재하는 것 외에도 신명(神明)을 주재한다. 넓은 의미로 신(神)이라고 하는 것은 밖으로 나타나는 생명 활동 전체를 말한다. 이것은 모양새에서 얼굴의 화색, 안광, 말소리 또한 몸놀림에까지 모두를 말한다. 이런 연유로 신기(神氣)라고 표현된다.

좁은 뜻으로의 신은 신지(神志) 곧 정신 활동을 말한다. 사람의 정신 활동은 대뇌가 외부로부터 인식되는 사물에 대한 반응을 말하지만 이곳 장상학설에 의하면 사람의 정신 활동은 오장에 배대되는데 그중에서도 심(心)의 기능에 귀속되어 진다. 〈황제내경, 영추〉 본신(本神) 편에 보면 "심장맥(心臟脉) 맥사신(脉舍神) 심기허즉비(心氣虛則悲) 실즉소불휴(實則笑不休)"라는 대목이 있다." "사람의 맥은 심장에 갈무리되어 있고 그 맥 속에 신이 있다. 심장의 기운이 허하면 슬픈 마음이 있고 심장의 기운이 실하면 웃음을 그치지 않는다."란 뜻으로 이를 보더라도 사람의 정신 활동은 심장과도 밀접한 관계가 있다. 전통의학에서는 사람의 정서적인 감정이 다 오장과 관계가 있다고 본다. 장상학설(臟象學說)에서는 사람의 정서적인 변화는 오장의 생리 변화 과정에서 기인한다고 했다.

심장(心臟)	비장(脾臟)	폐(肺)	간(肝)	신장(腎臟)
기쁨(喜)	생각(思)	근심(憂)	성냄(怒)	두려움(恐)

이 도표를 보더라도 기쁨은 심장에 속한다. 만약 기뻐하고 즐거워함이 지나치면 기운이 흩어져 심장이 상해를 입는다. 다른 장기들 역시 각기의 특성에 따라 감정에 영향을 미친다.

2) 비장

비장은 전신에 영양물질을 공급하는 일을 맡고 있다. 그리고 혈액을 통섭(統攝)한다. 생명 활동의 유지와 기혈과 진액의 생성은 모두가 비위(脾胃)에 의한 음식물의 운화(運化)에 의지한다. '운(運)'은 운행한다, 움직인다의 뜻이고 '화(化)'는 소화를 시킨다는 뜻이다. 비장은 또 사지(四肢)를 주관한다. 사지는 모두 위기(胃氣)를 받아서 영양을 공급받고 작용한다. 다만 위기는 직접 사지에 바로 갈 수가 없고 반드시 비장의 운화에 의지해야 된다. 만약에 비장에 문제가 생기면 진액이 운반되지 못하고 사지가 영양물질을 공급받지 못해 맥도(脈道)가 불리하게 되어 사지는 날로 쇠약하게 되고 행동에 불편함을 초래한다. 비장의 운화만 잘된다면 100세의 노인이라도 행동거지에 불편함이 전혀 없다. 그리고 비장은 혈액을 통섭하는 공용(功用)이 있다고 했다. 그런 이유로 만약 비장이 병이 생긴다면 각종의 출혈 증상이 생긴다. 이때는 양의에서처럼 지혈할 생각만 하지 말고 비장을 잘 다스려 주면 출혈 증상이 없어진다. 보비섭혈(補脾攝血)[6] 이란 말과 인혈귀비(引血歸脾)[7]란 말이 이런 연유에서 나오게 된 것이다.

3) 폐

폐는 호흡을 주관한다. 또한, 공기가 들어오고 나가는 곳으로 인체의 기(炁)를 주관한다. 폐에서 종기(宗氣)가 생성되는데 이 종기는

---

[6] 비장은 통혈(統血)을 주재한다. 통은 통섭의 뜻이다. 맥관 내를 운행하는 혈액을 통섭하여 밖으로 넘치는 것을 막는 기능이 있다. 이런 까닭에 출혈이 있으면 비장을 보해서 출혈을 막는다.
[7] 몸 전체의 맥이 폐의 호흡에 의해 순환됨을 말한다

폐가 들이마신 청기(淸氣)가 비위에 의해서 운화가 되어진 수곡정기(水穀精氣)와 합해서 이루어진다. 폐의 호흡이란 기의 승상출입(昇降出入)에 대한 조절이다. 기(氣)란 것은 인체 생명 활동을 하는데 있어 에너지의 원천이다. 사람이 생명을 유지하는 것은 음식물 섭취에 의한 수곡의 정기와 폐에서 흡입한 천지자연의 기운이다. 자연의 기는 오색(五)의 기(氣)라고도 한다. 이 오기(五氣)가 코로 흡입해서 기(炁)로 전환되고 심폐에 갈무리되고 그 기(炁)가 상승함으로써 얼굴이 밝게 빛나고 음성이 맑게 울리는 것이다.

  수곡의 정기는 오미(五味)에 있다. 이 오미가 입에 들어가서 위장에 갈무리되어 소화 흡수 과정을 거쳐, 오미의 정미한 것은 안으로 오장에 주입되어 오장의 기(炁)를 기르고, 그 기운들이 잘 화합하여 생화(生化) 기능을 잘 보전해서 진액이 생성되고 신(神)이 저절로 생하게 된다. 심장이 전신의 혈맥을 주관하지만 혈이 운행되려면 기의 추동이 필요하다. 이런 연유로 폐기의 정상적인 추동 하에 심맥의 정상 운행이 가능한 것이다. 폐는 또한 피모(皮毛)를 주관한다. 인체 내외로 진행되는 기체를 교환하는 주요 장부인데 피부의 모공 또한 산기(散氣)하는 작용이 있다. 피모는 모두 폐기에 의해 윤택하게 되는데 그렇지 않은 즉 초췌해진다. 그러므로 폐에 병이 있다면 피모에서 알 수가 있다. 또한 폐조백맥(肺朝百脉)이란 말이 있듯이 온몸의 혈액이 경맥을 통과해서 폐로 모여 폐의 호흡 운동에 의해 기체의 교환이 이루어지고 그 후에 전신으로 공급된다. 폐의 선발 작용에 의해 진액과 수곡정미가 온몸으로 퍼져 나가고 주리가 열려 땀이 배설된다. 그리고 숙강 작용에 의해 흡입된 기가 신장으로 수납되고 체내의 수액이 하초로 옮겨져 오줌이 생성되는 근원이기도 하다. 이와 같이 폐의 선발과 숙강 작용은 땀과 오줌의 배설, 진액의 수포, 운행을 조절하고 주관한다.

4) 신장

신장은 정(精)을 갈무리하는 곳이다. 골수를 생성하고 생장, 발육, 생식을 주재한다. 신은 선천지정이 있기 때문에 선천지본으로 불린다. 비위의 운화에 따라 나온 수곡의 정기와 장부 활동에 따라 화생된 정기 가운데 신진대사에 사용하고 남은 기운이 후천지정이다. 선천지정은 후천지정의 보충이 있어야 기능을 발휘하고 후천지정은 선천지정의 도움을 받아 신장 안에서 정기가 형성된다. 영양물질을 공급받는 근원은 바로 혈액이다. 혈이 운화 과정을 거쳐서 정과 골수가 되는 것이다. 이로 인하여서 신정(腎精)이 고갈되면 뼈는 마르고 모발은 광택이 없어지고 정과 골수가 가득 차면 왕성한 정신과 모발이 새까맣고 광택이 나는 것이다. 신은 수를 주관한다. 이는 신정의 기화에 의해서 체내의 진액이 수포되고 배설이 되므로 진액대사의 균형이 유지됨을 말한다. 진액은 위에서 음식물을 거둬들여서 비장의 운화를 거쳐 폐의 선발과 숙강 작용을 통과해 신장의 기화를 거쳐 삼초에 의해 전신으로 수송된다.

신정의 기화는 인체의 진액대사를 주재한다. 수액에는 청탁(淸濁)이 있는데 청탁 중에서도 또한 청탁이 있다. 맑은 것은 위로 올라가고, 탁한 것은 하강한다. 맑은 것은 위로 상승해 폐로 가서 기가 된다. 맑은 것 중에서 맑은 것은 폐에서 피모로 보내진다. 맑은 것 가운데서 좀 탁한 것은 삼초를 거쳐 신장에 보내지고 탁한 것 중에서 탁한 것은 방광에서 체외로 배출되어 나간다. 탁한 것 중에서 맑은 것은 신장에서 갈무리한다. 신장의 진액이 다시 기화되어 폐에 올라가고 폐에서 다시 수액으로 변화되어 신장으로 내려옴이 된다. 만약 신장의 이런 기능에 장애가 생기면 소변 대사에 문제가 발생해서 부종이나 요량 감소 등 병리적인 증상이 나타난다. 반대로 소변량이 너무 많거나 하는 수액이 기화가 되지 못함에 일어나는 증상도 일어난다. 신장은 또한 납기(納氣)[8]를 주재한다. 폐의 호흡을 통하여 들어온 기를 수납하여 호흡이 얕아지는 것을 막아야 인체 내외에 있어 기체의 교환이 정상적으로 이루어진다. 폐에 의해 호흡이 이루어지나, 신장의 납기 작용의 도움을 받아야 호흡이 균일하게 이루어진다. 〈황제내경, 소문〉 영란비전론에 보면 '신이란 것은 작강지관(作强之官)으로 기교가 나오는 곳'이라고 했다. 이 뜻은 바로 신장에서 골수를 만드는 작용이 있음을 말하는 것이다.

5) 간

간의 기능은 혈을 저장하고 기운을 소통시켜주고 발설시켜주는 작용이 있다. 이는 혈액과 진액이 운행하는 데 있어서 없어서는 안 되는 부분이다. 그러나 간 기운이 지나치게 강하면 쉽게 화를 잘 낸다. 반면에 간 기운이 약하면 양강(陽强)한 점이 전혀 없고 담이 적고 겁이 많은 편이다. 간은 담과 안과 밖의 표리관계로서 담즙의 분비로 비위의 운화를 돕는 작용을 한다. 만약 간의 소설(疏泄)하는 기

---

[8] 폐 기운의 하강을 신장에서 거두어 들이는 것을 의미함.

능에 문제가 생기면 비장의 승청 기능[9]에 영향을 주게 되어 위로는 어지럼증이 생기고 밑으로는 설사를 하게 된다. 위의 강탁(降濁)[10] 기능에도 영향을 미칠 수가 있는데 이때에는 구토와 트림을 자주 하는 현상이 나타나고 배가 더부룩하고 아프면서 변비 증상을 보이기도 한다. 또한, 간은 근육을 주재하고 영화(榮華)가 손발톱에 있다. 간과 근육의 허실 여부는 손발톱에 반영이 된다. 근력이 좋은 사람들은 손발톱이 단단하면서 두텁고 근력이 약하고 힘이 없으면 손발톱이 얇으면서 연하다. 만약 간장에 병이 있으면 손발톱이 잘 부서지고 광택이 없거나 변형이 되어 있다.

2. 육부(六腑)

육부는 담, 위, 소장, 대장, 방광, 삼초를 말한다.

육부의 주요 기능은 음식물을 수납해서 소화시켜 진액을 수포하고 찌꺼기를 배출하는 것으로서 그 기능이 동일하다. 또한, 육부는 음식물을 수납하나 정기를 갈무리하지 않는다. 음식물로 차 있기는 하되 정기가 가득 차지 않는 상태를 유지한다.

1) 담

담 속에는 담즙이 저장되어 있다. 담의 성품은 강직하다. 결단을 주재하고 육부의 첫머리에 놓인다. 간과는 표리관계를 이룬다. 간의 소설 기능에 의해 조절이 되고 담즙의 생성과 배설은 모두 간 기

---

[9] 승청(升淸) 기능이란 청기(淸氣)를 상승시키는 것을 말한다.
[10] 강탁 기능이란 탁한 기운을 아래로 내리는 것을 말함.

능의 정상 여부에 달려 있다. 간 기능이 좋으면 담즙의 생성과 배설에 문제가 없고 비위의 운화 작용 역시 좋다. 남이 만약 사기의 영향을 받는다면 정신이 안정되지 못하고 일의 처리에 있어 우유부단해서 결단을 내리지 못하는 현상이 있다. 담즙이 위로 올라오면 입이 쓴 증상이 있다. 담은 담즙을 저장하는 기능이 있어서 위장이나 다른 육부들과는 구별되어서 기항지부(奇恒之府)[11]에 속해 있다.

2) 위

위는 수곡을 수납하고 소화, 흡수하는 기능이 있다. 상완(上脘), 중완(中脘), 하완(下脘)의 세 부위로 나누어진다. 상완은 분문을 포함하고 중완은 몸통 부분이고 하완은 유문이 포함된다. 위는 인체에 있어서 기혈의 근본이다. 고로 기혈의 바다라고도 불린다. 음식물이 입을 통과해서 위에 들어가면 소화 흡수 과정을 거친 후 소장으로 옮겨가고 그 가운데 정미한 것은 비장의 운화를 거쳐 전신에 공급된다. 이로 보건대 위장은 비장의 운화 기능과 합해져야만 기혈과 진액을 생성할 수 있다. 만약 위기가 아래로 내려가지 못하면 식욕에도 영향이 있고 탁한 기운이 내려가지 못하는 관계로 입 냄새가 많이 나게 된다.

3) 소장

소장은 상당히 긴 소화기관으로서 위의 수곡을 받아서 청탁을 분

---

11 기항지부는 뇌, 수(髓), 골, 맥, 담, 여자포(女子包) 등의 여섯 개의 장기 조직을 말하는 것으로 갈무리만 하고 기를 내어 보내지 않은 곳이라 하여 이렇게 불린다.

별해서 맑은 것은 흡수해서 인체 각부에 보내고 그 뒤엔 방광에 들어가고 탁한 것은 대장으로 내려간다. 소장은 경락이 심장과 연결이 된다. 심장과는 안과 밖의 표리관계이다. 소장은 위에서 일차적으로 소화된 음식물을 받아 한 번 더 소화 흡수를 해서 정미로운 것과 찌꺼기를 분별해 내어 정미로운 것은 각부에 보내지고 찌꺼기는 대장으로 보내져 후음(後陰)[12]으로 해서 배설된다. 이런 관계로 소장의 기능에 이상이 생기면 대소변이 묽어지고 소변량이 적어진다. 그리고 흡수가 잘되지 않아 영양이 좋지 않은 현상이 있다.

4) 대장

대장은 전도지관(傳導之官)이라 한다. 이는 대장이 소장에서 보내온 음식물의 찌꺼기를 받아서 수분을 흡수하고 나머지는 후음으로 배출시킨다. 그러나 이러한 전도 작용은 신장의 기화 기능의 도움을 받는다. 그래서 신장이 대소변을 주관한다는 말이 있다. 만약 대장에 이상이 생기면 장에서 소리가 나고 복통이 있고 설사가 난다. 그렇지 않으면 변비가 생길 수도 있다.

5) 방광

방광은 소변을 배설하고 진액을 저장하는 공용이 있다. 신장과는 안과 밖의 표리관계다. 소변은 진액이 변화된 것으로 신장의 기화 작용에 의해 만들어져 방광으로 보내져 몸 밖으로 배출된다. 만약 진액이 부족하면 소변이 잘 나오지 않고 반대로 소변량이 많으면 진

---

12 항문을 뜻함.

액이 상실된다. 소변과 진액은 상호 영향을 끼친다. 방광에 이상이 생기면 빈뇨, 소변불리, 요폐, 요통 등의 증상이 있다.

6) 삼초

삼초는 오장육부와 영위경락과 전신의 기를 통솔하므로 삼초가 통하면 온몸이 다 통한다. 또한 수도(水道)를 소통하게 하면서 기혈의 순환을 주재한다. 이런 연유로 결독지관(決瀆之官)이라 한다. 하지만 이름만 있고 형체가 없는 것이 바로 삼초이다. 상초, 중초, 하초 세부분으로 나누어진다. 상초는 횡격막 위쪽의 흉부까지로 머리 부분과 심장, 폐를 포함하는 범위를 말한다. 중초는 횡격막 밑으로부터 배꼽 위의 복부로 비장과 위장, 그리고 간과 담을 포함한다. 하초는 위장 아래로부터 소장, 대장 신장 그리고 방광까지 부위가 포함되는 범위를 말한다. 수액의 대사는 여러 장부의 협조에 의해 이루어진다. 그러나 삼초에 의해 수도가 원활하게 소통되어야 정상적인 수액대사가 이루어진다. 이런 연유로 수액대사의 평형이 유지되는 것을 삼초기화라 한다.

3. 기항지부(奇恒之腑)

기항지부는 뇌(腦), 수(髓), 골(骨), 맥(脉), 담(膽), 여자포(女子胞) 이 여섯 개 장기조직을 말한다.

1) 뇌

뇌는 머릿속에 있으며 위로는 천령개로부터 아래로 풍부혈까지 모두 골수가 모여서 만들어진다. 뇌는 골수의 바다라고도 불린다. 〈의림개착〉에 보면 "정신활동의 사고력과 기억력은 뇌에 있는데 음식물에서 기혈이 생겨나고 기육이 자라남에 수곡가운데 정미로운 것이 위로 올라가 뇌로 들어간 것이 바로 뇌수이다."라고 말했다. 뇌와 신장의 관계는 아주 밀접하다. 신장에서 정을 갈무리하고 뼈와 골수를 만든다. 골수와 뇌수는 서로 통하는 것이다.

2) 수

수는 신장에서 생겨나고 뼈 가운데에 갈무리된다. 골수는 뼈 가운데 구멍 사이로 뇌수와 서로 연결된다.

3) 뼈

뼈는 수를 갈무리하지만, 만들어 내지는 못한다. 반드시 신장에 의해 만들어지므로, 신정이 만약 정상적이지 못하면 수가 많지 않아 뼈가 단단하지 못하게 된다. 뼈는 수에 의해 영양 공급을 받는다.

4) 맥

맥은 심장과 밀접한 관계가 있다. 심장이 맥을 주재한다. 맥은 혈부인데 기로써 근본으로 한다. 맥은 기혈을 모아 일정한 궤도로 운행하게끔 하고 제어하기도 한다. 맥은 또한, 전신으로 기혈을 실어 날라 영양을 공급한다.

5) 여자포

여자포는 자궁을 밀한다. 월경을 일으키고 태아를 배고 장양하는 기관이다. 생식기관의 발육 성장은 천계에 달려있다. 천계의 촉발에 기인해서 생식기의 기능이 성숙해서 매달 하는 월경이 규칙적으로 나오게 된다.

천계란 신장 속에 정기가 차서 일정한 시간이 지나면 생산된다. 천계는 아이를 임신하여 기를 수 있는 바탕이다. 나이가 들면 천계가 쇠하여 충맥과 임맥의 기혈이 줄어들어 폐경이 된다. 월경이 나오는 것과 태아의 임신과 양육에까지 모든 과정이 기혈의 충만한 것과 정상적인 흐름과 밀접한 관계가 있다.

6) 담

앞에서 언급한 담에 대한 내용을 참고하기 바람.

〈오행 배대표〉

오행	목	화	토	금	수
오방	동(東)	남(南)	중앙(中央)	서(西)	북(北)
오장	간(肝)	심(心)	비장	폐	신장
오신	혼(魂)	신(神)	의(意)	백(魄)	정(精)
오색	청(靑)	적(赤)	황(黃)	백(白)	흑(黑)
오규	눈(眼)	혀(舌)	사지(四肢)	코(鼻)	귀(耳)
오미	신맛	쓴맛	단맛	매운맛	짠맛

제3장
관음음양오행 12단계 수행법이 만들어진 유래

　16년간의 긴 중국 유학 생활을 마치고 2012년 동안거를 제주 관음사 선방에서 결제에 들어갔다. 주지스님인 성효대사가 나하고는 각별한 사이인 도반이라 정진 시간이 끝나면 자주 차담을 같이하면서 사중(寺中)의 일들도 상의하곤 했었다. 하루는 오후 시간에 방선(放禪)을 한 후에 주지스님이 말하길 공양 간에 책임을 맡아 소임을 보고 있는 비구니 스님이 몸이 많이 안 좋다고 좀 봐주라고 해서 비구니 스님 몸의 몇 군데 혈을 짚어주고 기를 돌아가게 한 뒤에 보니 접신이 되어 있는 상태였다. 그간 사정을 물어보니 기이하게도 인디언 추장의 영혼이 들어 있었다. 내가 생각하길 인디언 추장이라면 제사장이었을 텐데 이건 보통일이 아니라고 생각하고 그 비구니 스님을 관찰하니 이미 그 인디언 추장의 신(神)에 지배당하고 있는 몸이었다. 며칠 정도 몸을 조절해주면 좋아졌다가 또 악화되고 해서 내가 작정을 하길 비구니 스님의 중맥선을 타통시켜서 몸을 완전 조절해주자고 마음먹고 비구니 스님 신체의 자오선(子午線)을 관하고 중맥선[13]을 타통시켰다.

그러나 이 일이 큰 화근이었다. 중맥선의 타통은 소주천, 대주천과 기경팔맥이 열린 후에 몸에 대약이 형성되고 난 뒤, 결단이 되기 전에 타통되는 것인데, 비구니 스님의 몸이 너무 안 좋아서 좀 센 처방으로 중맥선을 바로 타통시켜 주었다. 내가 작법을 마친 후 비구니 스님이 일어나 하는 말이 자기의 그분이 나한테 감사의 표시를 하고 싶어 큰절을 올려야겠다면서 나에게 큰절을 하고난 뒤 그 분이 기를 좀 넣어주겠다고 내 손바닥 노궁혈[14]에다 기를 넣어주는 시늉을 했다. 그때까지만 해도 나는 별 경계심 없이 예사로 넘겼는데 이 모두가 나를 잡기 위한 속임수였다. 이런 수작으로 나의 몸에 극음지기를 심어놓았다.

난 비구니 몸의 중맥선을 타통시켜 주었는데 그 몸에 붙어 있는 인디언 추장에게도 중맥선을 타통시켜 준 결과가 되어 이 일로 인해서 인디언 추장은 잡신에서 한 번에 바로 마신(魔神)의 반열에 오르게 된 것이다. 이 일이 있은 후 며칠 지난 뒤 뭔가 이상함을 느껴 그 동안에 문답한 내용들을 기록한 게 있었는데 전부 태워버리고 비구니 스님의 미문혈에다가 전단향 가루를 침에 개어 붙여주고 인디언 추장의 영혼이 몸에 들어가지 못하게 해놓았다. 헌데 비구니 스님 자체가 그 영혼에 지배당하길 원하는 입장이라 며칠 정도밖에 효력이 없었다.

---

13 중맥선이란 백회와 회음혈을 잇는 '자오선'이란 설과 단선과 자오선의 중간에 나타나는 선이라는 설이 있다. 필자의 실제적 체험으로는 자오선이 곧 중맥선이다.
14 노궁혈이란 십이경락 중 하나인 수궐음 심포경에 속한 혈로 손바닥 중앙에 위치해있다.

며칠 지나 밤이 되니 엄청난 숫자의 마군중[15]의 공격이 있었다. 밤새워 다 물리치고 새벽녘에 잠깐 눈을 붙였는데 아침부터 또 공격을 해오는데 숫자도 더 많이 늘어났고 공력도 아주 강한 마군중들이었다. 이 와중에 내가 생각하길 내가 만약 도교에서 핵심 공부라고 하는 단도를 익히지 않았고, 밀교 쪽의 진언이나 수언의 공부가 없었더라면 난 완전히 속수무책이었을 거라고, 다행히 이쪽 분야의 공부를 해서 일찍이 대주천, 기경팔맥을 열고 영보필법에서 말하는 9단계 수준의 공부를 성취하고 있을 때라서 그나마 고투를 하면서 대적을 할 수 있었다.

고인이 말씀하시길 마장(魔障)이 오면 선정에 들면 깨끗이 해결된다 했는데 이 또한 실제 경험이 아닌 구두선에 불과했다. 지금 바로 눈앞에서 집채만 한 구렁이가 누르스름한 기운과 극음지기를 미간에 있는 천목혈에다 내뿜는데 어떻게 선정에 들어갈 것이며 또한 정(定)에 들어갈 수가 있는지 물론 이 모두가 마음에서 일어나는 환이지만 지금 현재 시점에서 나를 괴롭히고 있는데 환이라고 일소하고 내버려둘 수가 있는지 이는 불가능한 일이다. 마치 비유하자면 몸이 암에 걸려서 다 죽어가는데 이를 환이라고 모른 체한다고 아프지 않은가 말이다.

아무튼, 이를 시작으로 해서 장장 2년간의 기나긴 마군중과의 투쟁이 시작되었다. 투쟁을 하는 동안 갖가지의 방법을 동원해서 마군중을 물리치다 보니 참으로 많은 것을 체득하고 배우게 되었다 학교

---

15 마군중이란 성(聖)에 반대되는 개념으로 수행자의 깨달음을 방해하는 무리들로서 기의 세계인 유형무질(有形無質)의 세계에서 출현한다. 수행이 높은 단계에 이르면 대각을 얻지 못하게 출현한다.

에서도 민간에서도 배워본 적이 없고 책에서도 듣도 보도 못했던 혈자리를 알게 되었고 사용하는 방법노 알게 되었다. 그리고 다라니도 파워의 정도가 다 다르며 오행의 성질 또한 모두 다르게 내재되어 있음을 마군중과의 투쟁에서 경험으로 알게 되었다. 물도 안 마시는 단식을 하면서 용맹정진을 몇 차례 했는데 4번째 용맹정진하는 회향날 관세음보살님이 오셔서 나의 자오선 전체에다 쪽빛과 같은 바다 색깔 같은 기운을 꾹꾹 눌러서 단을 만들어 채워 주셨다.

이때부터 가부좌를 하고 앉아있으면 내 등 뒤에서 어떤 이름 모를 기운이 밀려와서 그대로 자연스럽게 몸을 맡기니 반절을 하게 되었고 그 수를 가만히 관찰해보니 오행의 수리대로 나오는 것이 아닌가. 3, 4년 전에도 이런 일이 있었는데 공책에 필기만 해놓고 아무리 궁구해도 알지 못해 덮어 놓고 있었다. 헌데 이런 상황에서 또 재현되니 이제 완전히 알 것 같았다. 그 오행의 수리에 맞춰서 머리를 숙였다가 일어나고 하는 굴신 작용을 하다 보니 마군중의 기운들이 물러가는 것이 아닌가. 바로 이거다 하는 마음이 일어나고 희열과 함께 그때부터 시행착오를 거듭하면서 또 내관을 통해서 살펴보고 해서 만들어 낸 것이 바로 이 관음음양오행 조절법이다.

이 법을 연구해서 완성한 것은 필자이지만 그 시작의 처음과 끝을 관세음보살님께서 가르쳐 줌으로써 이 세상에 나오게 되었으므로 이름하길 관음음양오행 조절법이라고 하게 되었다. 아무튼 이 관음음양오행조절법을 근거로 해서 12체질의 분류법이 나오게 되었고 12단계의 수행법이 출현하게 되었다. 이 모두가 관세음보살님의 자비하신 마음이 우둔한 필자를 통해 중생들에게 수행법을 알려주고

자 한 속내가 아니었나 생각한다. 한 가지 좀 웃기는 일은 마군중을 대적한다면 바로 생각이 나는 진언이 항마진언[16]인데 그 항마진언이 하룻저녁이 못 되어 마군중들에게 파해되어 버려 실망한 적이 있었다. 헌데 나중에 진언의 파워 정도를 구별할 줄 알게 된 이후에 보니 진언의 파워 정도를 상, 중, 하로 나눈다면 항마진언은 중급에 해당되었다.

각설하고, 관음음양오행 조절법과 12체질 분류법, 12단계 수행법, 다라니의 파워와 오행 분류법 등 이 모든 것이 2년 동안 매일 마군중과 투쟁을 하고 조복 받으면서 만들어졌고 세상에 나오게 된 아주 귀한 것이다. 많은 이들이 이를 배워서 쉽게 대도를 성취하시길 바랄 뿐이다. 단언하건대 만일 마군중의 조복을 받고 관문을 통과하지 않으면 대각을 성취할 수가 없고 수행의 파워도 나오지 않을 것이다. 날카로운 선기로 혀뿌리를 놀릴 순 있으되 대각과는 거리가 먼 것이다. 조사어록에 등장하는 조사 스님들 중에서도 대각을 성취하셨던 분은 드물었다(천목이 크게 열린 후 이 모두를 점검해 보는 일이 가능함). 마군중과의 투쟁 중에 혹시나 하고 서적들을 열람해 봤지만 어떻게 하면 마군중을 조복 받는가 하는 방법은 아무 곳에서도 찾아 볼 수가 없었다.

주변에서 간혹 수행자들이 마장에 쓰여 정신이 좀 이상하게 됐거나 자살했다는 소리도 듣긴 했지만 남의 일처럼 예사롭게 귓등으로 흘러들었다. 헌데 내가 직접 부딪쳐 보니 이는 어지간한 수행력으로는 하루도 버텨내기 힘든 아주 고된 투쟁이었다. 지금 세상에 내놓

---

16 항마진언이란 마(魔)를 항복받기 위해 외우는 진언

고 있는 이 관음음양오행 조절법이 마군중을 조복 받는 데 있어 가장 뛰어난 방법이라고 감히 말할 수 있다. 병든 이들은 이를 통해서 신체를 조절해 균형을 얻게 되어 건강을 되찾고, 도에 나아가는 이들은 12단계의 수련법으로 도를 이룰 수가 있고 또한, 마장에 부딪친 이들은 이를 해결할 수가 있어 마군중을 조복 받을 수가 있으니 관세음보살님이 내린 방법이 아니면 어찌 이와 같이 되겠는가. 다만 많은 이들이 이 법을 수행해서 성과를 얻어가길 빌고 빌 뿐이다. 그리고 이 법을 필자에게 전해준 스승이신 관세음보살님과 마군중과의 투쟁에서 난관에 봉착할 때마다 나를 도와주신 호법선신님들께 고개 숙여 감사의 마음을 올린다.

제4장
관음음양오행조절로써 모든 병을 예방 및 조절할 수 있다

　인간을 포함해서 모든 만물이 오행구조를 내재하고 있다고 앞서 말했다. 그러하면 인체에 발생하는 모든 병에도 오행의 구조가 내재되어 있는 것은 당연한 이치이다. 만약 이걸 읽어낼 수만 있다면 불치의 병뿐만 아니라 모든 암까지도 치료가 가능해질 것이다. 신체에 생긴 병의 오행구조에다 상극조합의 오행구조 운동을 가하면 치료가 되는 것이다. 내관을 통해 이 병의 오행구조도 읽어낼 수가 있다.

　우선 내관을 통해서 오행의 구조를 읽어내고 그것을 토대로 해서 정반법(正反法)을 적용해서 그 병의 오행구조를 극(克)하면 병의 진행을 멈추게 하는 것과 동시에 점차적으로 병을 완치케 할 수가 있는 것이다. 이런 이치를 근거로 해서 인체를 조절시켜 병을 치유하는 것은 아무런 부작용이나 후유증이 없는 것이다. 스스로 인체의 음양오행의 조절을 통해 치유가 되는 것이다. 앞으로 여건이 된다면 첨단 과학 장비의 힘을 빌려서 그 치유되는 효과를 증명하고 싶다.

　오장에서 생기는 병은 수렴형의 구조고 육부에서 생기는 병의 구조는 발산형의 구조다.(암은 수렴형과 발산형의 혼합형임) 예를 들자면 위염의 경우 토 발산형이다. 위염의 오행구조는 '토, 금, 수, 목, 화'와 '금, 수, 목 , 화, 토'이므로 이에 따라 정반법으로 '토'에는 '수, 목'으로 '금'에는 '화, 목', '수'에는 '토, 화', '목'에는 '금, 토', '화'에는 '수, 금'을 사용해서 정과 반으로 극해서 병의 기운을 소멸해버리면 병세가 약화되면서 점차적으로 치유가 되는 것이다. 지금 T.V에서 건강에 관한 프로가 많이 방영되는데 전부 다가 천편일률적으로 성분을 가지고 이야기하고 있다.

  인체의 모든 구조는 상호유기체로 작동하고 있다. 인체 내의 모든 구조와 물질은 음양으로 대립과 통일을 거치면서 조절하고 균형을 맞춰나가 건강을 유지하고자 한다. 이때 어느 한쪽이 균형이 무너지면서 상호 견제하던 물질 가운데 어떠한 것은 수치가 올라가고 어떠한 물질은 수치가 떨어진다. 이렇게 되면 양의(洋醫)에서는 인위적으로 수치를 조절하기 위해 약이나 영양제 등을 투여한다. 이러한 방법으로 병을 치료하고자 하는 것은 크게 잘못된 것이다.

  인체에 유해 물질이 있으면 그것을 억제하고 견제하는 유익 물질이 있게 마련이다. 만약 어떠한 성분이 부족해서 그것을 인위적으로 영양제나 약을 사용해 해결을 하면 상호 상생과 상극을 통해 균형을 잡아 나가던 인체의 리듬은 완전히 흔들리게 되어 정상적으로 회복하기 힘들게 된다. 이러한 때에는 그 깨진 균형을 조절해서 맞춰주면 인체는 건강함을 되찾아 수치는 자연적으로 정상적으로 회복될 것이다. 이게 바로 인체의 신비로운 기능이다. 인체가 가지고 있는 고유한 자가 치유 능력을 무시하고 부족한 성분을 채워 넣는 방법으로 병을 치유하고자 하는 것은 참으로 안타까운 노릇이다. 무릇 병을 치료하고자 한다면 반드시 그 근본에서 구하라고 했다. 근본이란 것은 바로 음양이다. 이 음양오행을 잘 체득해서 때에 맞춰 적절히 조절만 해준다면 병은 저절로 물러나는 것이다. 용의(庸醫)들에게 몸을 맡겨 치료하다 몸을 상하는 것보다는 스스로 음양오행의 조절을 통해 건강을 지키는 것이 더 낫지 않나 싶어 전해드리는 것이다.

이 광활한 우주, 그 안에 있는 모든 물질, 그리고 생명, 이 모든 것의 본원은 바로 '기(氣)'다. '기'에는 '음'과 '양'이 나누어져 있다. 음양이란 것은 천지의 도라고 했다. 〈황제내경, 소문〉에 '음양불측위지신, 신용무방위지성(陰陽不測謂之神, 神用無方謂之聖)'이라고 했다. '측(測)'은 '긴 장대로 물의 심천을 측량한다'는 뜻이다. '음양불측'이란 뜻은 위에서 말한 방법으로는 측량하지 못한다는 뜻이다. 왜냐하면, 음양이란 부단히 변화하므로 완전히 측정하기가 힘들다는 것이다.

그러나 음양을 파악할 수 있는 방법이 있다. 바로 드러난 상(象)으로 알 수가 있는 것이다. '신용무방'이라 했다. 여기서의 '방'은 '방위'를 말한다. 방위가 없다는 뜻이 아니고 바로 신(神)을 씀에 있어서 고정불변하는 방위가 없다는 뜻이다. 이로 보건대 병의 근원은 음양오행에 있고 그 근원 성질은 고정불변의 것이 아닌 부단히 변화하는 과정에 있는 것인데 수치만 파악해서 약물 또는 영양제를 투여해 치료하려고 하면 되겠는가. 몸에 이상이 생기면 음양오행의 조절을 통해 균형을 맞춰주면 건강은 절로 회복되어지게 되는 것이다. 헤아리기 어려운 음양을 나타난 상을 가지고 파악해서 부단히 변화하는 곳에다 적절한 때에 사용하면 바로 우리 자신이 신(神)과 성(聖)의 경지에 오르게 되는 것이다.

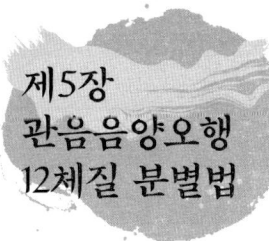

제5장
관음음양오행
12체질 분별법

　필자가 관음음양오행 조절법을 연구하다 뜻하지 않게 인간이든 모든 만물이든 각기 내부에는 어느 하나 예외 없이 오행의 구조로 짜여진 신체의 프로그램이 내장되어 있음을 알게 되었다. 내관을 통해서 알게 된 세계는 그야말로 대단하게 다가왔다. 심지어 그 오행이 변화되는 운동의 방향까지도 알 수 있게 되었다. 인간을 포함해서 모든 동, 식물, 만물에 이르기까지 하나도 빠짐없이 다 본연의 오행 구조가 내재되어 있으며 순방향과 역방향의 두 움직임으로 나누어져 있었다.

　순방향으로 오행이 변천해가면 발산형인 양이 되고 역방향이면 수렴형인 음인 것이다. 순방향으로 운동하는 오행 구조를 가진 발산형의 사람에게서 수, 화, 목, 금, 토의 다섯 체질이 나누어지고 역방향으로 운동하는 오행구조를 가진 수렴형 체질인 사람에게도 수, 화, 목, 금, 토의 다섯 종류의 체질이 있었다. 그러나 수렴형에서는 금 수렴Ⅰ형과 수렴 Ⅱ형이 있고 수 수렴Ⅰ형과 Ⅱ형이 있어서 모두 일곱 체질이 되는 셈이다. 그래서 이를 발산형의 다섯 체질과 합하면 12체질이 되는 셈이다.

〈황제내경, 영추〉에서 말하는 음양 이십오 인도 있지만 필자의 내관을 통해서 확인된 것은 12종류의 체질이었다. 이 12체질과 그 체질의 운동 방향을 알면 병을 치료함에 있어 그 근본을 알고 시작하기 때문에 효능을 말하지 않아도 명약관화한 것이다. 미완성의 작품인 이제마의 〈사상의학〉을 완전하게 점을 찍어줄 수가 있다고 생각한다. 그러나 문제는 수행의 힘으로 내관을 통해 보고 확연히 안 내용들을 어떻게 하면 사람들에게 증명을 해 보이며 믿게 할 수가 있느냐 하는 것이었다. 이렇게 화두가 하나 생겼는데 순간 생각이 난 것이 바로 오링 테스트였다. 세간에서 누구나 쉽게 이용하고 확인할 수가 있는 게 오링 테스트다. 이것에 의거해서 만들어낸 것이 바로 운기방향 테스트다. 오링 테스트는 엄지로 검지를 짚지만, 운기방향(運氣方向) 테스트는 엄지로 중지를 짚는다. 오행의 운동 방향이 순방향과 역방향으로 다르게 작용하니까, 동기상응의 원리로 순방향인 양의 사람이 순방향의 오행구조를 가진 사물을 가지면 힘이 생기고, 역방향의 사물을 접하면 힘이 빠져 버린다. 이런 도리를 바로 눈앞에서 확인해 보일 수가 있다.

12체질에 따라 12장의 체질표가 있는데 자기 체질이 맞는 체질표는 힘이 들어가고 나머지 11장의 체질표는 전부 힘이 빠지는 것이다. 나와 같이 수련을 하다 보면 임독양맥과 천목이 열리게 되어 직접 내관을 통해 이런 것을 확인하고 알 수가 있지만 일반 사람들은 운기방향 테스트를 통해 음양오행 12체질의 사람들을 분별해 낼 수가 있다. 이 체질을 자신이 잘 숙지하고 있으면 사물을 접하는 데 있어서도 장애가 없어진다. 되도록이면 나와 운동 방향이 같은 것을 이용하고 또한, 사정이 허락지 않아 나의 체질과는 다른 운동 방향의 사물이라도 딴 것과 섞어서 음양배합만 잘 맞추게 되면 해가 될 것이 없다.

유한한 생명, 무한한 우주 법계, 사람들은 어찌하면 천지와 같이 장구한 생명을 유지할 수가 있을까? 옛사람들은 천지의 운행을 잘 관찰해서 천지의 안에서는 음양의 오르고 내림을 밝게 알고 천지의 밖에서는 해와 달이 운행하는 질서를 잘 알아서 그 법칙을 이용해서 성명쌍수의 공부를 만들어서 큰 깨달음을 성취했던 것이다. 안타깝게도 일반 사람들은 단지 육안으로만 보이는 물질의 세계만 탐하고 수행을 통해 열리는 천안으로 보는 배후의 차원이 다른 세계가 있음을 평생 알지 못하고 무덤으로 들어간다.

사람의 한평생을 본다면 참으로 짧은 것이다. 이 세상에 나왔을 때는 큰 원을 세우고 왔을 텐데, 단 한 번도 이러한 고해의 처지를 어떻게 하면 벗어날까를 생각해보는 바가 없이 단지 생로병사의 법칙에 순응해서 평생 바깥으로만 치달리다 마침내 늙고 병들어 죽어 간다. 허나 만약 능히 머리를 돌이켜서 지혜로운 선인들의 가르침과 행하신 바를 믿고 따라서 몸소 체험을 해본다면 생로병사의 법칙에 역행해서 오래도록 젊어지는 선과를 얻게 되고 도의 자리에도 나아가게 될 것이다.

〈관음음양오행 12체질〉

수렴형	발산형
수금토화목 Ⅰ형	
수금토화목 Ⅱ형	수목화토금
화목수금토	화토금수목
목수금토화	목화토금수
금토화목수 Ⅰ형	금수목화토
금토화목수 Ⅱ형	토금수목화
토화목수금	
총 7체질	총 5체질

    수행의 과위(果位)가 12단계까지 성취하면 음양오행을 초월하는 몸이 이루어진다. 즉 발산형과 수렴형의 구분이 없어지는 음양을 초월하는 과위가 성취된다.

〈 관음음양오행 12체질표 〉
- 운기방향 테스트를 통해 본인의 체질 찾아보기

✹ 水金土火木(陰) - 수렴 Ⅰ형

水土木金火	火水土木金
金火水土木	水土木金火
土木金火水	
火水土木金	火水土木金
木金火水土	水土木金火
	土木金火水
金火水土木	木金火水土
火水土木金	金火水土木
水土木金火	
土木金火水	木金火水土
木金火水土	金火水土木
	火水土木金
土木金火水	水土木金火
木金火水土	土木金火水
金火水土木	

水金土火木(陰) – 수렴 Ⅱ형

水土木金火
金木土水火
土木金火水
火水土木金
木金火水土

金木土水火
木土水火金
土水火金木
水火金木土
火金木土水

土木金火水
木金火水土
金木土水火
火水土木金
水土木金火

火水土木金
水土木金火
土木金火水
木金火水土
金木土水火

木金火水土
金木土水火
火水土木金
水土木金火
土木金火水

* 水 수렴 Ⅱ형은 金이 발산형이다.

❋ 水木火土金(陽) - 발산형

水火金木土　　　　　　土水火金木
木土水火金　　　　　　水火金木土
火金木土水　　　　　　火金木土水
土水火金木　　　　　　金木土水火
金木土水火　　　　　　木土水火金

木土水火金　　　　　　金木土水火
土水火金木　　　　　　木土水火金
水火金木土　　　　　　土水火金木
火金木土水　　　　　　水火金木土
金木土水火　　　　　　火金木土水

火金木土水
金木土水火
木土水火金
土水火金木
水火金木土

火木水金土(陰) - 수렴형

火水土木金　　　金火水土木
木金火水土　　　火水土木金
水土木金火　　　水土木金火
金火水土木　　　土木金火水
土木金火水　　　木金火水土

木金火水土　　　土木金火水
金火水土木　　　木金火水土
火水土木金　　　金火水土木
水土木金火　　　火水土木金
土木金火水　　　水土木金火

水土木金火
土木金火水
木金火水土
金火水土木
火水土木金

🌀 火土金水木(陽) - 발산형

火金木土水　　　　　水火金木土
土水火金木　　　　　火金木土水
金木土水火　　　　　金木土水火
水火金木土　　　　　木土水火金
木土水火金　　　　　土水火金木

土水火金木　　　　　木土水火金
水火金木土　　　　　土水火金木
火金木土水　　　　　水火金木土
金木土水火　　　　　火金木土水
木土水火金　　　　　金木土水火

金木土水火
木土水火金
土水火金木
水火金木土
火金木土水

木水金土火(陰) - 수렴형

木金火水土　　　　　土木金火水
水土木金火　　　　　木金火水土
金火水土木　　　　　金火水土木
土木金火水　　　　　火水土木金
火水土木金　　　　　水土木金火

水土木金火　　　　　火水土木金
土木金火水　　　　　水土木金火
木金火水土　　　　　土木金火水
金火水土木　　　　　木金火水土
火水土木金　　　　　金火水土木

金火水土木
火水土木金
水土木金火
土木金火水
木金火水土

木火土金水(陽) - 발산형

木土水火金   金木土水火
火金木土水   木土水火金
土水火金木   土水火金木
金木土水火   水火金木土
水火金木土   火金木土水

火金木土水   水火金木土
金木土水火   火金木土水
木土水火金   金木土水火
土水火金木   木土水火金
水火金木土   土水火金木

土水火金木
水火金木土
火金木土水
金木土水火
木土水火金

金土火木水 – 수렴 Ⅰ형

金火水土木　　　　　木金火水土
土木金火水　　　　　金火水土木
火水土木金　　　　　火水土木金
木金火水土　　　　　水土木金火
水土木金火　　　　　土木金火水

土木金火水　　　　　水土木金火
木金火水土　　　　　土木金火水
金火水土木　　　　　木金火水土
火水土木金　　　　　金火水土木
水土木金火　　　　　火水土木金

火水土木金
水土木金火
土木金火水
木金火水土
金火水土木

🌀 金土火木水 - 수렴 Ⅱ형

金火水土木　　　　　　木金火水土
土木金火水　　　　　　金火水土木
火水土木金　　　　　　火水土木金
木金火水土　　　　　　水火金木土
水火金木土　　　　　　土木金火水

土木金火水　　　　　　水火金木土
木金火水土　　　　　　火金木土水
金火水土木　　　　　　金木土水火
火水土木金　　　　　　木土水火金
水火金木土　　　　　　土水火金木

火水土木金　　　　　※ 金 수렴 Ⅱ형은 水가 발산
水火金木土　　　　　　형이다.
土木金火水
木金火水土
金火水土木

金水木火土(陽) - 발산형

金木土水火
水火金木土
木土水火金
火金木土水
土水火金木

火金木土水
金木土水火
木土水火金
土水火金木
水火金木土

水火金木土
火金木土水
金木土水火
木土水火金
土水火金木

土水火金木
水火金木土
火金木土水
金木土水火
木土水火金

木土水火金
土水火金木
水火金木土
火金木土水
金木土水火

土火木水金(陰) - 수렴형

土木金火水   水土木金火
火水土木金   土木金火水
木金火水土   木金火水土
水土木金火   金火水土木
金火水土木   火水土木金

火水土木金   金火水土木
水土木金火   火水土木金
土木金火水   水土木金火
木金火水土   土木金火水
金火水土木   木金火水土

木金火水土
金火水土木
火水土木金
水土木金火
土木金火水

☯ 土金水木火(陽) - 발산형

土水火金木	木土水火金
金木土水火	土水火金木
水火金木土	
木土水火金	木土水火金
火金木土水	土水火金木
	水火金木土
金木土水火	火金木土水
木土水火金	金木土水火
土水火金木	
水火金木土	火金木土水
火金木土水	金木土水火
	木土水火金
水火金木土	土水火金木
火金木土水	水火金木土
金木土水火	

위 관음음양오행 12체질표 중 운기방향 테스트를 통해 본인의 체질을 알게 되었다면 제2장에서는 그 체질에 해당되는 단계별 관음음양오행 수행법에 대해 구체적으로 이야기하기로 하겠다. 관음음양오행 수행법이야말로 진정한 성명쌍수의 공부로서 참다운 수행법이라 할 수 있다. 이를 근거로 부지런히 수행에 힘써 대도(大道)에 들기를 간절히 바라는 바이다.

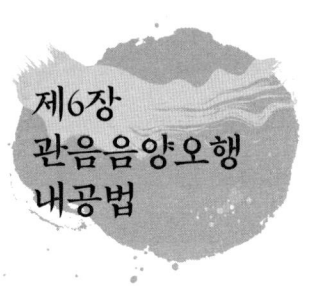

제6장
관음음양오행 내공법

　마음을 고요히 해서 정좌를 한 후에 손바닥을 아래로 해서 무릎 위에 놓고 온몸을 이완시키고 편한 자세로 가다듬는다. 비(鼻)호흡으로 가늘고 균일하고 길게 호흡을 해서 고르게 한 뒤에 전신모공을 통해 흡기해서 천체우주의 기운을 들이마시고, 호기하면서 인체우주 내의 기운을 모공을 통해 내보내기를 반복한다(8회).

　그다음 두 손을 깍지 낀 채로 장심(掌心)을 아래로 해서 배꼽 위에 놓는다. 자신의 두 눈과 천목의 중간 지점(이점(伊點)의 한가운데)에 의념을 놓은 뒤 묘명선을 관한다. 그 묘명선[17]을 고요히 비추고 있으면 신과 기가 엉키게 되고 그다음에는 한 물건의 움직임이 있게 된다. 이 발동하는 기운은 절로 중전으로 오른 다음 상전에까지 올라가게 된다. 기가 상전에 머문 뒤에 머리가 자연스럽게 뒤로 젖혀지면서 백회 쪽을 관한다. 백회 쪽을 관하고 있다 보면 기운이 내려오려는 기미가 보인다. 이때 눈빛을 아래로 내리면서 침을 한 번 삼키면 기는 자연스럽게 목을 경유해 중전 쪽으로 내려간다.

---

17 뒤에서 따로 구체적으로 설명이 되겠지만 '묘명선'은 쉽게 명치 부위라고 생각하면 된다.

눈빛을 떼지 않고 계속 비추고 있으면 배꼽, 하전으로 내려가고 전음(前陰)[18], 회음까지 내려온다. 회음까지 기가 완전히 이른 후에 약간의 의념을 가져 회음에 있는 기를 숨을 내어 쉬면서 힘껏 땅 밑 깊숙이까지 내어보낸다. 그런 다음 힘껏 숨을 들이마시며 하전으로 갈무리한다. 하전에 들어온 기운을 강행호흡을 한다(24회). 다시 기운을 백회까지 올린 다음(눈빛을 들어 올리면 기는 올라감. 이 모두가 눈을 감은 상태에서 하는 일이다.) 다시 처음과 같은 순서로 회음까지 내리고 회음에서 다시 호기해서 땅 밑 깊숙이까지 기를 밀어낸 다음 강하게 흡기해서 하전에 갈무리한다. 반복해서 강행호흡을 한다(24회). 다음에는 하전에 있는 기운을 방광에 내린다. 수렴형 체질인 사람은 '방광 – 비위 – 간 – 폐 – 심장 – 신장 – 방광 – 비위 – 간 – 폐 – 심장 – 신장 – 방광'의 상극조합으로 오행운화를 한 뒤에 하전으로 갈무리한다. 발산형 체질인 경우는 '방광 – 심장 – 폐 – 간 – 비위 – 신장 – 방광 – 심장 – 폐 – 간 – 비위 – 신장 – 방광'의 상극조합 오행운화를 시킨 후 기화된 것을 하전에 갈무리한다. 온양(溫養)한 다음 하전의 단을 약간의 의념을 가져 몸 전체를 단으로 만든다. 그다음 지구 전체를 단을 만든 후에 다시 천체우주를 단으로 만든다. 이때 비로소 천인합일(天人合一)의 경지가 된다. 천인합일이 된 상태 그대로 움직임이 없이 정좌해 있다가 수공(收功)을 한다. 정좌해 있는 동안은 〈원각경〉에서 이르는 것과 같이 '일체의 시간에 망념을 일으키지 않고, 모든 망심이 일어날 때에 또한 없애려는 생각을 하지 말고, 망상의 경계에 머물 때 알음알이를 내지 않고, 요지함이 없을 때 진실한가를 분별치 말라.(居一

---

18 전음이란 생식기를 말한다.

切時, 不起妄念, 於諸妄心, 亦不息滅, 住妄想境, 不加了知, 於無了知, 不辨 眞實)'고 했듯이 무념무상으로 해나가면 된다.

위의 공법대로 수련하면 천중과 지중의 기운이 합하게 되어 뜨거운 성질의 여느 단과는 달리 서늘한 기운의 천지현단(天地玄丹)이 맺히게 된다. 두 손을 배꼽에 놓는 것은 신궐혈이 있는 배꼽 부위는 오행으로 토에 속한다. 깍지 낀 손 또한 토에 속하는 수인이다. 만물은 토를 의지해서 생성한다. 의념을 이점(伊點)의 중심에 둔다는 것은 바로 안쪽으로 삼촌(三寸) 위치에 니환궁(泥丸宮)이 자리한 상단전이다. 이곳은 오행으로 금에 속한다. 괘상으로는 건괘에 해당한다. 건괘의 중효에 음신인 마음을 두어 일음과 일양이 교합되게 한다.

그 후에 화의 성질인 묘명선에 서늘한 기운의 천지현단을 놓고 그곳에다 고요히 비추고 있으면 신과 기가 엉키게 되어 단이 제련되면서 단의 서늘한 기운은 빠지게 된다. 천지현단을 제련하게 되면 회음 부위인 뿌리 차크라 부위가 오행으로 또한 토에 속하므로 동기상응의 원리로 신궐혈과 깍지 낀 손 쪽으로 서로 감응해서 올라오게 된다. 토의 기운이 서로 감응해서 올라올 때 그 상단에 위치한 천골 차크라(하단전 부위)는 오행으로 수에 해당하는 곳이다. 이 수의 기운을 같이 밀어 올려서 묘명선인 화의 부위까지 올라가게 해서 천지현단을 제련하는 데 참여하게 된다. 단을 제련한 다음 천체우주를 덮을 만큼의 크기로 만들어 진정한 천인합일의 경지에 이른 다음 성태(聖胎)를 이루게 되는 것이다이 공부법은 7단계 공부를 성취한 후에 하는 내공법이다. 6단계에서 이룬 단(丹)은 양(陽)에 속하는 단이고 '천지현단'은 음(陰)에 속하는 단이다.

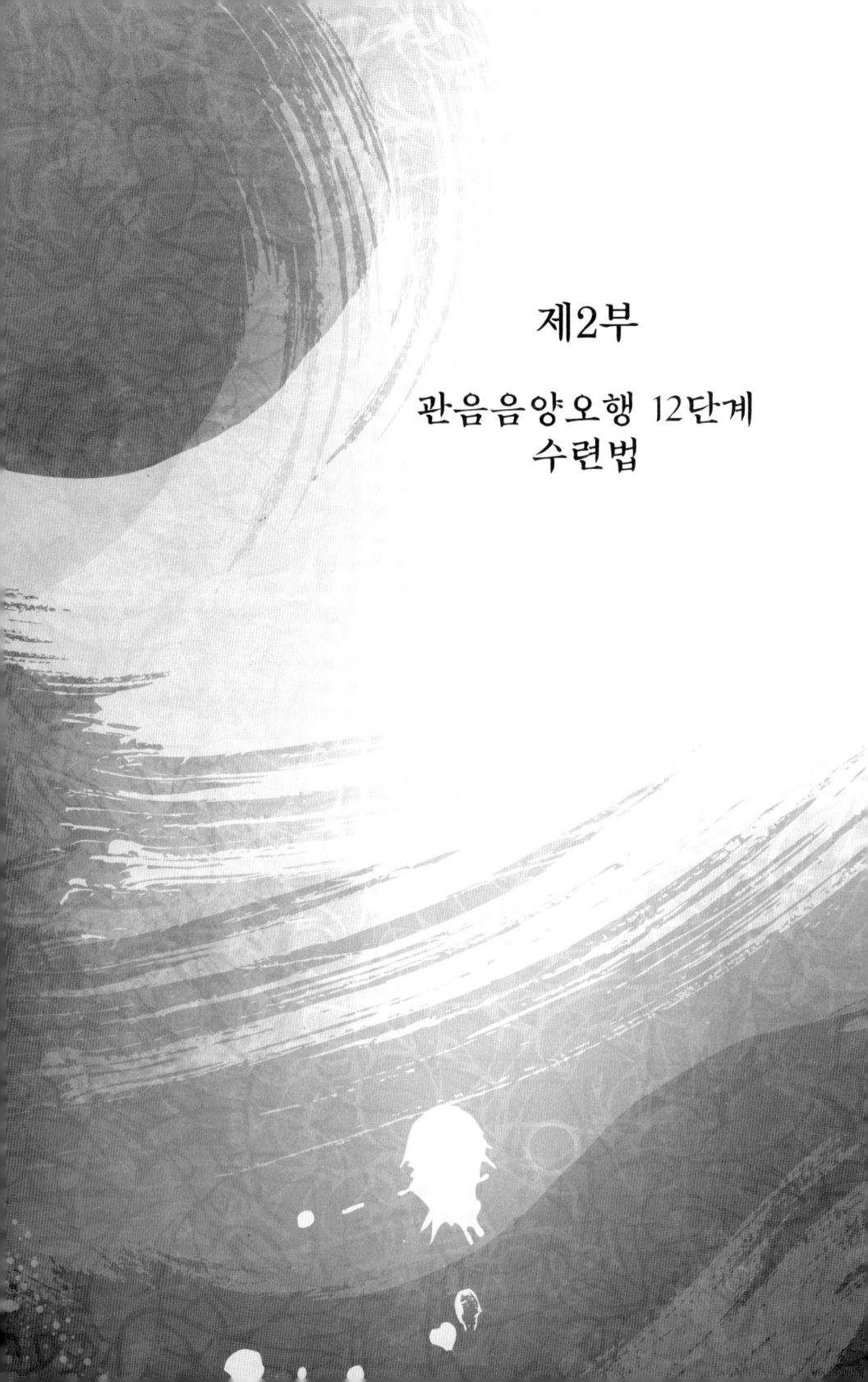

제2부

관음음양오행 12단계 수련법

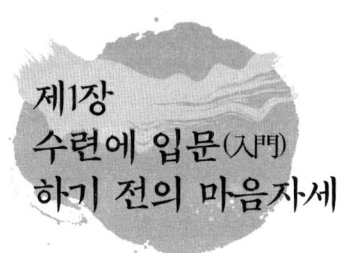

제1장
수련에 입문(入門)
하기 전의 마음자세

먼저 관음음양오행 12단계 수행법에 첫 발을 내디딜 때 필자가 도교 용문파에서 수련한 것을 잠깐 언급하고자 한다.

삼선공(三仙功)[19] 공부 단계에 들기 전에 하는 공부다. 모두 12법이 있는데 수련 체계는 그야말로 완벽하다고 할 수 있다. 내가 처음 배울 때 너무나 그 완벽함에 놀라서 스승한테 처음단계에 입문한 사람들이 익히기엔 너무 높은 수준이 아니냐고 반문했더니 비록 인선법(引仙法)으로, 삼선공(三仙功) 공부에 들기 전의 공부이지만 삼선공의 공부 내용이 두루 다 포함되어 있다고 한다.

나는 내심으로 이것만 제대로 수련해도 공부를 완성하겠다는 생각이 들었다. 도교는 맨 처음에 모든 정화(精華) 부분을 다 서술한다고 어느 도장으로부터 들은 적이 있는데 참으로 그 말과 부합이 된다 싶었다.

먼저 수련에 착수하기 전의 잘못된 생활과 절제 없는 행동으로 소모된 정기(精氣)를 원래대로 환원하고 새어나간 정기를 보루(補漏)해

---

[19] 삼선공이란 인선공, 지선공, 천선공의 세 가지 수련법을 말함.

서 축기(築基)를 하는 것이다.

제1법 수심정좌(收心靜坐)

이 단계에서는 가부좌를 해서 호흡을 조절하면서 자신을 관찰한다. 앉은 채로 팔을 쭉 뻗어 원형을 그린 범위만큼을 인체우주라고 한다. 인체우주가 형성이 되었는가를 관찰하고 과거에 저질렀던 허물을 모두 자신에게 돌리고 마음을 고요히 한다. 이것을 두고 회과(悔過)라고 한다.

제2법 조신(調身)

몸을 조절한다는 말이다. 최대한 긴장을 풀고 근육을 이완시킨다. 손목, 팔꿈치, 어깨, 몸 전체에 힘을 풀고 고요히 앉아 있는다.

제3법 무시무청(無視無聽)

이 단계에서는 고요히 두 눈을 창문에 커튼을 드리우듯이 눈꺼풀을 살짝 덮고 자신의 내부를 관찰해 본다. 이렇게 하면 저절로 외부와의 경계가 차단된다. 이것을 일러, 보지도 않고 듣는 것도 없는 무시무청의 단계라고 한다.

제4법 수시반청(收視返聽)

귀와 눈을 외부로부터 돌려서 신광(神光)을 거두어 내관(內觀)을 한다. 심장의 박동 소리를 듣는다. 내행호흡(內行呼吸)을 익히게 된다.

제5법 조범식(調凡息)

호흡의 조절을 말한다. 요령은 가늘고 길게 고르게 호흡한다. 또한 모공호흡을 하면서 인체우주의 기운과 천지우주의 기운을 교환한다. 범식(凡息)[20]을 하는 연유는 바로 진식[21](眞息)을 이끌어 내기 위함이다.

제6법 안신삼보공(安神三步功)

혀를 입천장에 붙이고 나면 신(神)이 안정되게 되고 범식이 조절되면서 내관(內觀)을 할 수 있게 된다.

제7법 조진식(調眞息)

범식(凡息)을 계속 수련하다 보면 진식(眞息)이 나오게 된다. 몸의 어디서부터 나와 어디로 가는지 잘 살펴야 한다. 진식이 나오면 때를 놓치지 말고 고요히 앉아 정진을 하는 것이 좋다.

제8법 수무루(修無漏)

인체 내에는 아홉 규(竅)가 있는데 배꼽까지 포함해서 십규라 한다. 규(竅)란 구멍이란 뜻이다. 눈, 코, 입, 귀의 상 칠규와 음부, 항문, 배꼽의 하 삼규를 합쳐서 십규가 된다. 호흡의 조절로 상 칠규를 다 막고 아래의 음부와 항문을 막으면 배꼽만 남게 된다. 수련이 어느 정도 성취되면 배꼽이 열리고 태식을 하게 된다. 이렇게 되

---

20 범식이란 진식과 상대되는 말로 수련할 때 인위적으로 하는 비(鼻)호흡 등 평범한 호흡을 말함.
21 진식이란 인체 내부에서 저절로 이루어지는 호흡.

면 인체우주가 완전히 형성되어 천지로 나의 기운이 빼앗기지 않게 된다.

제9법 내시반청(內視返聽)

이 단계에서는 자기의 내부를 살펴서 음양이기와 오행의 운화(運化)한 기운이 하단전으로 모이게 된다.

제10법 응신적조(凝神寂照)

묵운오행과 신광을 계속 거두어들이는 수행을 얼마 동안 하다 보면 인체 오장의 색의 기운이 나타난다. 나타나는 기운의 색깔로 오장의 오행 분류가 가능하다. 이때에 자신의 오장 가운데 취약한 곳을 볼 수가 있게 된다.

제11법 청식수식(聽息隨息)

이 단계에서는 신체 내부의 소리를 듣지 않고 우주의 움직임을 들어야 하며 천지와 내가 일여(一如)가 되어 같이 호흡을 하게 되어야 한다. 이러한 것을 천인상응(天人相應)이라 한다.

제12법 양심목욕(養心沐浴)

목(沐)은 머리 감을 목이고 욕(浴)은 몸 씻을 욕이다. 모든 것을 무위(無爲)에 맡기고 물로 깨끗하게 신체를 씻듯이 천지우주의 기운으로 전신을 목욕한다. 일반적으로 수련을 마치고 맨 마지막으로 목욕을 한다. 이렇게 하면 마음이 정양(靜養)되고 천지의 기운으로 목욕

하게 되는 것이다.

　도교 용문파에서 하는 인선법 12단계는 정말 완벽한 수련 체계다. 하지만 관음음양오행 조절법(觀音陰陽五行調節法)을 해보면 이 모든 것이 다 내재되어 있어서 특별히 신경을 쓸 것 없이 자연적으로 익혀지게 되어 있다. 처음 입문하는 이들에게 좀 부담스럽고 어려운 느낌을 주는 이런 단계들이 굴신 작용(屈伸作用)을 하는 중에 자연스럽게 다 이루어지게 되므로 전혀 어렵거나 복잡한 느낌이 들지 않는다. 앞으로 소개가 되겠지만 우리 관음음양오행 12단계 수행법을 수련하면 따로 진양화(進陽化)와 퇴음부(退陰符) 그리고 복잡하고 장악하기 힘든 화후(火候)를 살필 필요가 없다. 관음음양오행 조절에서 이러한 것들이 다 되기 때문이다. 이게 바로 관세음보살님의 고명한 방법이기에 그러한 것이다.

　용문파에서 익힌 진양화와 퇴음부 공법을 간단히 소개해 보면,
　진양화 공법 : 전신모공호흡과 비호흡을 사용해서 천체우주에 있는 오행의 기를 체내에 끌어들여 기화시킨다. 이것을 다시 오장으로 보내 인체오행과 합일시켜서 기화시킨다. 이것이 바로 오행운화이고 기화된 것을 하전에 갈무리한다. 곧 인선법의 환원, 보루, 축기하는 방법이다. 하전에 갈무리한 기를 무화(武火)로 계속해 압력을 가해 밀도를 높여주면 뜨거운 열기가 형성되어 오른다. 경락 주천이 됨을 말한다. 이 단계에 이르면 채약을 한다. 체내의 기를 내어 보내어 천체우주의 오행기운과 합하게 하는 것이다. 안신조규를 통해

두 기운이 합하게 되면 신광이 출현한다. 이다음엔 안관비(眼觀鼻), 비관심(鼻觀心), 심관기혈(心觀氣穴), 즉 눈으로 코를 관하고 코로는 중심을 관하고 중심으로는 기혈(하단전)을 관한다. 그런 다음 다시 철우(鐵牛)가 이전(犁田)하듯이 강행호흡을 한다. 때가 되어 하전에 기가 발동하면 숨을 내어 쉬면서 하전의 기를 생사규(生死竅)에 보낸 뒤 숨을 들이마시면서 미려, 협척, 옥침을 지나 천문에 이르게 하고 천문에서 다시 숨을 내어 쉬면서 생사규까지 내리고 생사규에서 다시 숨을 들이마시면서 천문까지 올라가게 하는 것을 반복해서 아홉 번을 하는 것이다. 횟수를 4회까지 한다. (4×9 = 36회)

퇴음부 공법은 진양화 공법과 비슷해서 별 차이가 없으나 다만 기가 천문에서 내려올 때 생사규로 보내는 것이 아니라 수명선까지만 내려서 숨을 들이마셔 하전에 갈무리하고 하전에서 다시 숨을 내어 쉬고 생사규로 보내는 것이 다를 뿐이다. 반복해서 6번을 한다. 횟수를 4회까지 한다. (4×6 = 24회)

참고로 용문파에서 하는 호흡법과 호식의 종류를 설명하면 다음과 같다.

비호흡 : 코로 숨 쉬는 것을 말한다.
외행호흡 : 천체우주와 인체우주를 감응하게 하는 호흡을 말한다.
내행호흡 : 몸 내부의 천지를 왕래하는 호흡을 말한다.(심장은 天,
　　　　　신장은 地)
모공호흡 : 전신 모공으로 수축, 팽창하는 호흡

자연호흡 : 자연스럽게 몸에 맡겨두는 호흡

두부호흡 : 머리 노공과 누개골을 수축, 팽창하는 호흡

하복부호흡 : 하복부를 수축, 팽창시키는 호흡

하전호흡 : 하단전에 약을 제련하는 호흡

상전호흡 : 상단전에 약을 제련하는 호흡으로 마무리할 때는 하전으로 갈무리한다.

삼강호흡 : 두강, 흉강, 복강을 수축, 팽창하고 난 뒤 이 셋을 합쳐서 수축, 팽창하는호흡(내관을 할 때에 이 호흡을 사용한다.)

우주공간호흡 : 천체 우주 공간과 수련하고 있는 공간을 수축, 팽창하는 호흡

호식(呼息)의 종류로는 다음과 같은 것들이 있다.

범식(凡息) : 일반적인 호흡을 말한다. 수련할 때 코로 호흡하는 것

수식(數息) : 숫자를 헤아리며 하는 호흡

수식(隨息) : 숨에 따라 하전이 움직이고 그 움직임에 따라 호흡하는 것

정식(停息) : 잠깐 멈추는 호흡

진식(眞息) : 자체적으로 하전에서 호흡이 되는 상태

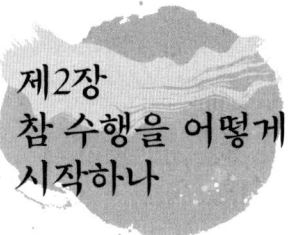

제2장 참 수행을 어떻게 시작하나

무릇 도에 나아감에 있어서는 먼저 어떠한 방법으로 착수해야 하는가가 매우 긴요한 일이다. 우리 불가(佛家)에서는 오직 마음만을 주창하며 그 마음을 담고 있는 그릇인 몸을 한 번도 언급치 않는다. 마음이 몸을 이끌어 가는 주체이지만 몸 또한 이 마음에 지대한 영향을 끼치는 것을 간과하고 있는 것이다. 몸이 아프면 보왕삼매론이나 한번 읽어보며 마음을 다스리라고 하며 실재의 몸에 대해서는 너무나 소홀히 대한다. 또한, 주변 사람들 중에는 아무 요령이나 방법 없이 먼저 수행한 사람들이 시키는 대로 그냥 화두(話頭)[22] 하나 받아서 좌복 위에 앉아 저려오는 다리를 참아 가면서 계속하여 "이뭣꼬"만 하고 있다.

기혈이 역으로 치고 올라와 상기병이라 하면서 몸에 병만 얻고 공부엔 아무런 전진 없이 신심만 상실한 채 참선을 하지 못하는 경우

---

22 화두란 말의 실마리, 곧 근원처를 말하는데 그 근원처를 궁구해 나가는 것을 화두선이라 한다. 예를 들면 어떤 스님이 그 당시 선풍을 날리던 조주스님께 "개한테도 불성이 있습니까?"라고 물으니 '무(無)'라고 답했다. '부처님은 삼라만상이 다 불성이 있다고 하셨는데 조주스님은 왜 무라고 했을까' 하고 의심을 지어가는 것을 '무자(無字)'화두'라 한다. 또 한 가지 '이 몸을 움직이고 듣고 보고 알음을 내는 이 물건은 무엇인가?' 하고 의심을 지어가는 것을 '이뭣꼬(是甚麼)화두'라 한다.

를 허다하게 보아왔다. 그럼 이러한 현상은 왜 생기고 어떻게 하면 해결할 수 있을까를 아무도 생각지 않는다. 모든 수행이고 수련이고 그곳엔 좀 더 효율적으로 공부하는 방법이 있기 마련이다. 그러나 부처님으로부터 전해오는 수행법은 아예 염두에 두지 않고 마음을 적정(寂靜)에 들게 하는 데 있어 가장 요긴한 호흡법조차도 무시한 채 무작정 고목나무등걸처럼 앉아 있는 것을 능사로 삼고 있다. 이런 결과로 아직 큰 공부꾼이 나오지 않는 걸 보면 확실히 공부의 방법이 잘못된 것인데 그럼 빨리 개선을 해야 함에도 불구하고 아직도 우리 조계종의 수행법은 천편일률적으로 간화선(看話禪)을 주창하고 있다. 간화선의 주된 역량은 큰 의심에서 나온다. 하지만 대부분의 사람들은 염화두(念話頭)만을 들고 앉아 있는 것이다.

의념(意念)이란 곧 화(火)인 것이다. 큰 의심이 일어나지 않고 생각을 일으켜서 화두를 들고 앉아 있으니 이건 오행의 기운 가운데 '화'의 기운이라 불의 성질대로 당연히 위로 올라간다. 화의 기운이 위로 뻗쳐 올라가니 당연히 머리가 아파오고 전신의 기혈들이 잘 소통되지 못해 신체의 곳곳에서 좋지 않은 현상들이 일어나게 되는 것이다. 가장 이상적인 신체의 상태가 수승화강(水昇火降)인데 그 상태를 유지하는 방법에 대해 모를 뿐만 아니라 몸에 대해서는 한 번도 중요하게 생각해 본 적이 없기 때문이다. 참으로 무모한 수행법이라 할 수 있다. 수행을 함에 있어서 몸 다스리는 법 역시 아주 긴요한 일로 이 법을 잘 알면 쉽게 도(道)를 체득할 수가 있게 된다.

마음이란 바로 음양에서 배대해 보면 음신이며 주역의 팔괘 괘상으로는 離卦에서 가운데 음(陰)인 것이요 육신을 대표하는 기(氣)란

양(陽)으로서 坎卦에서 가운데 있는 양인 것이다. 주역 계사전에 일음일양(一陰一陽)이 바로 도(道)라고 말했다.

홀로인 양(陽)만으로는 도를 이룰 수 없고, 외로운 음(陰)만 가지고서도 도를 이룰 수가 없다. 이 일음(一陰)과 일양(一陽)이 교합해야만 도를 이룰 수가 있는 것이다. 간혹 음신(陰神)인 마음만 가지고 도를 이루었다고 한참이나 광기를 부리다가 그 힘이 사그라지면 다시금 풀죽은 수행자가 되어 버린다. 이는 몸을 같이 하는 공부를 짓지 않았기 때문이다. 고인들이 말씀하시기를 심(心)은 성(性)이요, 기(氣)는 명(命)이라고 했다. 성(性)과 명(命)을 함께 닦아야만 비로소 온전한 공부라고 할 수 있다. 바로 성명쌍수(性命双修)의 공부를 말하는 것이다. 허다한 공부법 중에 자기에게 맞지도 않는 간화선만을 주창하다가 몸은 망가지고 마음은 피폐해져서 이 철 저 철 걸망 메고 이 선방 저 선방 두루 다니면서 영혼마저 망가져 버린 직업 수좌로 변모해 버린다. 그렇게 된 원인은 바로 공부의 방법이 잘못된 것이다. 이 모든 잘못된 병을 잡아주고 도에 나아가게 하는 방법이 전부 다 이 관음음양 오행법에 있다. 도에 나아가는 가장 지름길이 바로 일음과 일양을 만나게 하는 데 있다고 앞서 얘기했다. 어떻게 하면 음신인 마음과 양기로 이루어진 몸이 교합되는가 하는 것이다. 이는 바로 음신인 마음으로 참다운 기운이 흘러나오는 아랫배 쪽인 기해단전(氣海丹田)[23]을 관하는 것이다. 들숨과 날숨을 모두 기해단전이 있는 아랫배에 전부 갈무리해 넣고 신광으로 가만히 관조하다 보면

---

23 하단전이라고도 함. 배꼽 아래 일점이촌에서 일점오촌에 위치한다. 깊이로는 배꼽 뒤쪽과 양쪽 신장 앞의 중간쯤에 위치한다. 일반 사람에게는 없고 수련하는 사람에게 단전의 기혈이 열린다.

문득 한 물건이 꿈틀거리는데 바로 이 물건이 참종자(眞種子)인 사리자(舍利子)인 것이다. 이 사리자를 키워 배양(培養)하면 소법륜(小法輪)을 굴리게 되고(소위 임독양맥이 타통되고) 소약(小藥)이 생겨나 저절로 몸은 건강해지고 수승화강 상태를 유지해 나간다. 또한, 수행의 단계가 앞으로 나가면 대법륜(大法輪)을 굴리게 되고(대주천, 기경팔맥이 타통) 몸속에선 대약(大藥)이 형성되어 사람 가운데 신선(神仙)이라 할 수 있다.

공부가 이에서 더 나아가면 중맥선(中脈線)이 열리게 되어 비로소 사리(舍利)가 이루어진다. 이것을 일러 도가(道家)에서는 결단(結丹)을 이루었다고 한다. 바로 땅 가운데 신선이라고 하는 지선(地仙)인 것이다. 이에서 더 나아가면 천지의 기운을 나의 온몸으로 받아들이는 천지와 자기가 하나가 되는 천지상참(天地相參)의 경지에 이르게 되는 것이다. 수행하기를 게을리 않고 더 나아간다면 음양이신(陰陽二神)과 오행신(五行神)의 기운을 받아 자신의 몸과 교합하게 되어 수, 화, 목, 금, 토(1, 2, 3, 4, 5)로 생(生)하고 토, 금, 목, 화, 수(5, 4, 3, 2, 1)의 순서로 멸해 혼원 일기가 되었다가 태극인 한 기운으로 다시금 허공으로 돌아감을 내관을 통해 여실히 볼 수 있게 된다. 이것이 바로 성태(聖胎)인 것이다. 능엄경에서 보지 못했는가. 성태를 잘 배양해서 불자(佛子)가 화신(化身)을 나투는 모습을 말이다. 이것이 바로 우리 불가에서는 불자화신의 출현이요 도가에서 말하는 양신출각이라 이른다.

우리 불가에서 불자화신출현이라고 표현해서 언뜻 보면 다른 것 같지만 기실은 똑같은 것이다. 불도가 역여하지만 세월이 지나면서 우리 불가는 마음에만 치중해서 성공(性功)만을 닦고 도가는 몸을 닦음에 치중해서 기(氣)를 수련함에 명공(命功)만을 알 뿐이라 둘 다가 반쪽자리 수행을 하고 있는 셈이다. 이러하니 어찌 대각을 성취하겠는가. 이런 잘못된 수행법을 바로 잡고 쉽게 도에 나아가고자 관음음양오행 조절법의 수행 12단계법이 세간에 출현했으니 많은 이들이 참여해 수행해서 감로의 법을 얻어가길 바랄 뿐이다.

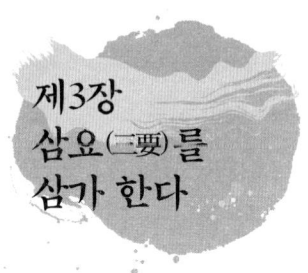

제3장
삼요(三要)를 삼가 한다

　수행을 하는 사람들은 특히 입을 조심해야 한다. "입이란 화를 불러들이는 문이다."라고 고인들은 경계했다. 또 말을 많이 하면 기가 흩어진다고 했다. 음부경(陰符經) 유일명(劉一明)[24] 주에 보면 이런 글이 있다. "구규의 사(邪)됨 가운데 세 가지 요긴한 것이 있는데 자재로이 움직이고 고요하게 할 수가 있어야 된다. 아홉 규란 사람 몸에 있고 위쪽 일곱 구멍과 아래쪽 이규(항문, 음부)를 가리킨다. 세 가지 요긴한 것이란 눈, 귀, 입이다. 사람 몸의 아홉 구멍이 모두 사기(邪氣)를 받아들이지만 아홉 규 가운데에서 눈, 귀, 입이 사기를 불러들이는 가장 요긴한 곳이다. 귀가 소리를 들으면 정(精)이 통하고 눈이 색(色)을 보면 신(神)이 치달리고 말을 많이 하면 기가 흩어진다. "정, 기, 신이 한 번 상하면 전신이 쇠퇴해지고 성명(性命)을 잃지 않음이 없다."라고 했다.
　지금 선도(仙道) 쪽에 수련하고 계시고 분들 사이에서 도각문전찰간착(倒卻門前刹竿着)이란 화두를 가지고 턱도 없는 알음알이를 내고

---
[24] 유일명(劉一明)(1734 - 1821) : 청대의 도사, 산서성 평양부 곡옥현(현, 산서성 문희현) 사람으로 호는 오원자로 전진교 용문파 제 11대 전수자이다. 음부경주, 무근수해, 황정경해 등 주해서와 더불어 이십여종의 많은 저서가 있으며 의술에도 정통했다.

있어 경계삼아 한마디 언급하고자 한다. 이 화두의 유래는 어느 날 아난존자가 가섭존자에게 가서 물었다. 세존께서 금란 가사를 주신 것 외에 또 다른 무엇이 있습니까? 가섭존자가 큰소리로 아난아! 문앞의 찰간을 거꾸로 세워라. 이로부터 아난이 아주 부지런히 정진해서 가섭을 이어 제2조가 되었다는 데서이다.

이 도각찰간이란 화두를 가지고 찰간이란 것은 남성의 성기를 상징하는 것인데 정기가 배출되지 않게 경계하는 뜻이라고 하면서 많은 세월 동안 이 화두를 참구하는 수행자를 조롱하고 있다. 마음장상(馬陰藏相)[25], 구축불거(龜縮不擧)란 말까지 끌어들여 아주 그럴듯하게 말하고 있다. 화두가 뭔지를 확실히 파악하지도 못하면서 이렇게 구업(口業)을 짓고 있다. 화두의 궁극적인 목적은 큰 의심을 불러일으키는 것이다. 답이 있으면 이미 화두로서의 생명은 상실한 것이다. 생각으로 짓는 염화두는 공부가 아닌 것이다. 화두일념이 되어 일성타편으로 공부를 지어가다 어느 날 홀연히 화두조차 없는 경계에 다다라 몰록 본성을 깨닫게 하는 것이다. 대의정을 바탕으로 해서 큰 신심으로 밀어붙여야 화두로서의 효력이 있고 생명이 있는 것이다. 화두는 답이 있는 게 아니다.

80년대에 일본에서 1,700여 개의 화두를 다 풀어 놓은 책이 출간된 적이 있다. 이것은 깨달음과는 천지현격이요 수행에 아무 도움도 안 되는 그냥 알음알이를 사용한 것뿐이다. 도각찰간(倒卻刹竿)이란 화두는 그네들이 알음알이 내는 것과는 십만팔천 리이므로 구업

---

[25] 남자의 성기가 수축되어 안으로 들어가는 것을 말함. 내단이 형성될 때 두드러지게 나타나는 현상이다.

을 깨끗이 하길 바랄 뿐이다. 그리고 마음장상의 경계의 공부가 상승 단계에 이르렀을 때 일어난다고 하는데 이는 잘못 생각하고 있는 거다. 마음장상이란 결단(結丹)이 될 때 일어나는 현상이다. 아직 상승 공부와는 거리가 멀고도 멀다.

그리고 6종 진동이란 경계도 산발적으로 일어나는 거지 한꺼번에 일어나는 게 아니다. 지금 시중 서점에서 선도에 관한 책을 쉽게 접할 수 있는데 저자들의 수준을 전부 내관을 통해 확인해 봤는데, 아직 단(丹)도 형성이 안 된 사람들이 책을 써낸 이들도 많고, 이제 겨우 결단이 형성된 수준인데 마치 상승 공부를 이룬 듯이 착각하고 있다. 이런 분들은 성태(聖胎)를 이루고 난 뒤에나 도에 관한 얘기를 하길 바란다. 그때에서야 도에 관해 말할 자격이 있기 때문이다.

아난존자에 관한 얘기를 잠깐 하고 넘어간다. 부처님 당시 인도는 요가를 다 기본적으로 하고 있었고 모두 높은 수준에 이르렀다. 지금 선도 쪽의 기준으로 비교해 보면 이미 일곱 차크라가 다 열려 있었으니 중맥선이 타통된 수준이고 사리가 형성된 단계였다. 그리고 계행(戒行)이 철저하게 지켜지던 시절이었다. 생각해보라. 부처님이 계실 때이니 얼마나 도량이 청정했으며 수행 분위기 또한 청정했을까 가히 짐작할 수 있다. 부처님을 늘 곁에서 모셨던 이가 아난존자였다. 물론 드러난 현상으로는 아난이 교학엔 총명했지만 선정력(禪定力)이 좀 부족하였음이 경전 곳곳에서 보인다. 허나 이것 또한 당시에 선정력이 뛰어난 스님들에 비교해서 그렇다는 것이지 전혀 공부가 없었다는 것은 아니다. 확실히 마지막 공부에 점을 찍지 못했을 뿐이지 어느 정도의 공부 성취는 있는 분이었다.

그리고 도각찰간이란 화두의 유래도 실제론 그런 일이 없었는데 중국에서 선종이 성행함으로써 각색이 되었을 가능성이 매우 크다고 본다. 우리가 익히 알고 있는 선종의 역사도 실제와는 완전히 다르다. 오조 홍인의 법맥을 이었다는 육조 혜능도 살아생전에 한 번도 육조란 칭호를 얻지 못했다. 이 모두 당 숙종의 군자금을 도운 신회(神會)대사[26]가 활대 대운산에서 북종 신수대사파들과 법의 종지를 놓고 시비를 가려 이긴 끝에 자기 스승인 혜능스님을 육조로 추앙받게끔 한 것이다.

다음 글의 내용을 보면 선종 역사의 흐름을 좀 이해하게 될 것이다. 자기 스승인 혜능스님은 육조로 추앙하고 스스로를 칠조라고 자처했지만 후대로 오면서 자기를 이은 제자들의 법력이 약해지고 다른 이들의 세력이 커짐에 칠조란 칭호는 없어짐은 물론 육조 혜능을 육조로 만든 공로까지도 은폐되어 있었는데 호적(胡適)선생의 노력으로 대영박물관과 파리박물관으로 유입되어 들어간 돈황석굴의 문건과 서책을 열람해본 뒤에 알아낸 결과다. 다음 글을 본 뒤에 느끼게 될 것이다. 역사는 힘을 얻은 자에 의해 진실과는 다르게 각색되는 일이 허다하다고….

〈선종전서(禪宗全書)〉 제36권을 보면 파리 박물관에 소장돼 있던 것을 호적이 열람한 후에 쓴 글인데 이런 내용이 있다. 이 책은 남종의 법통을 가리는 역사상 매우 중요한 자료이다. 신회는 당시 홀로 남종을 위해 분투했다. 의발을 전수했다고 한 것조차도 신회가 날조해내어 북종의

---

[26] 신회 : 육조 혜능의 제자, 당 개원 20년(서기 732년) 활대 대운산에서 무차대회를 열어 복종 신수대사 제자들을 물리치고 혜능을 육조로 추앙시킴.

신수대사 제자인 보적 일파들을 공격했다. 그때는 신수와 혜능은 이미 죽고 난 뒤였다. 죽은 사람은 능히 증명할 수가 없으므로 비밀리에 전법하며 가사를 받았다는 설을 그 누구도 감히 부정할 수가 없었다. (육조 혜능이 오조홍인으로부터 가사를 받았다는 설) 신회대사는 자기의 변재(辯才)를 이용해서 또한 육조 혜능 대사가 전해 받은 가사를 광제화상이 훔쳐갔다는 이야기도 날조해 왔다. 이것 또한 증거가 없으니 아무도 부정할 수가 없었다. 신회의 박력과 담력은 가히 일시에 진동했다. 그러므로 대부분의 사람들이 거짓이라고 의심하질 않았다.

이 책 내용 가운데 북종계열의 원법사가 신회스님에게 묻기를 "보적선사의 이름은 나라 안에 자자한데 불가사의하게도 이와 같이 북종은 정통 맥을 이은 게 아니라고 하며 공격을 하니 목숨이 위험함을 두려워하지 않느냐?"(이 당시는 북종의 위세는 대단했고, 남종은 존재조차도 희미했다)고 하니 산회가 답하여 말하길 "내가 시비를 가리는 것은 그 종지를 바르게 하고자 함에 있다. 나는 지금 대승법을 널리 선양하고 정법을 세워 일체중생들로 하여금 다 이익 되게 하는데 어찌 신명을 아끼겠는가! 또한 생명도 아끼지 않는데 어찌 명리에 관심이 있으랴!"라고 답하였다. 이러한 대담한 선언은 당시로써는 호랑이 수염을 건드리는 격으로 당시 사람들로 하여금 탄복함을 금치 못하게 했다. (이 당시만 하더라도 신수대사가 육조라 주장했고 그 제자가 칠조라 주장했다. 육조 혜능은 살아생전에 육조란 칭호를 공식적으로 받지 못했다. 이 모두 신회스님이 활대 대운산에서 북종스님들과 시비를 가린 끝에 이겨서 국가로부터 정식으로 육조를 혜능에게 수여한 것임) 다만 신회는 이 책 속에서 홀연히 언급한 보리달마는 서국(인도를 말함)의 누구를 계승했고 또 그로부터 몇 대가 지났는가 하는 질문에 그가 역사를 날조한 것이 완전히 드러나게 되었다.

　이 당시에 신수일파의 스님들은 다만 보리달마 이후의 전승된 법계만 알고 있었다. 그러므로 아무도 보리달마 이전의 법계에 대해선 문제를 제기하지 못했다. 신회는 기묘한 생각을 내어 북종의 스님을 이기고자 의발을 비밀리에 법과 함께 전수받은 것처럼 전설을 만들어 내고, 달마 이전의 전법의 차례도 날조해냈다. 그가 날조해 만들어낸 법계는 근거가 없었는데 단지 여산에서 나온 선경의 서문에 그렇게 적혀있다고 증거를 삼았다. "인도에서부터 보리달마까지 팔대가 있었다."라고 그는 이 질문에서 답하는데 3가지의 큰 잘못이 있었다. 첫째 그는 보리달마를 달마다라로 잘못 오인했다. 달마다라가 진나라 중엽 때의 사람인 줄 몰랐던 것이다. 이는 서기 4세기 때의 사람으로 보리달마보단 훨씬 선대의 사람이다. 둘째는 석가모니 부처님으로부터 달마에 이르기까지 천 년이 넘게 흘렀는데 겨우 8대라고 했으니 이는 불가능한 일이다. 셋째 신회가 혜가의 소림사에서 보리달마에게 질문한 신화를 날조해놓은 것의 흔적은 가히 숨길 수가 없는 것이다. 이 사건 이후로부터 각 파에서 각자의 전법해 온 법맥을 만들기에 이르렀다. 신회의 팔대설로부터 정각의 칠대설, 유관의 오십일대설까지 의견이 분분했는데 9세기에 이르러서 28대설이 겨우 이루어져 전해지게 되었다. 실은 이것도 만들어진 역사다. 8대설은 너무 적고 51대는 너무 많고 한 까닭으로 많지도 적지도 않은 28대설이 통용되게 된 것이다.

民國 十八年 十一月 二十日

윗글의 내용과 같이 실제의 역사와 기록으로 전해져 오는 우리들이 알고 있는 역사와는 사뭇 다를 때도 많다. 자신이 직접 체험해보지 않고 글자의 뜻만을 헤아려서 판단하고 알음알이를 내는 것은 수행하는 사람으로서의 자세는 아니라고 생각한다. 수행에서의 가장 요긴한 것이 바로 눈과 귀 그리고 입, 이 세 가지이다. 부디 이 삼요를 삼가야 한다.

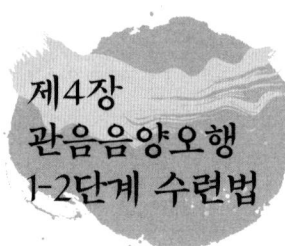

제4장
관음음양오행
1-2단계 수련법

1단계 소법륜을 굴리다(소주천 타통)-명심견성(明心見性)

1단계의 공부법은 오행의 승강작용(昇降作用)이다. 각기 수련자의 체질을 12체질 분류표에서 찾아, 나오는 체질표에 따라 고요히 앉아 조신(調身), 조심(調心), 조식(調息)을 한 후에 오행의 수리에 맞춰 굴신(屈伸) 운동을 한다. 외관적으로 보이는 것은 꼭 반절하는 것과 같아서 속칭 반절이라 칭한다. 몸이 앞으로 수그러져서 이마를 바닥에 닿게 하고 바로 올라오고 하는 운동을 하면 바로 몸의 음양오행의 균형이 잡히는 것이다. 이것을 호흡과 같이 겸해서 고요히 앉아서 하니 몸과 마음이 다 함께 조절되는 성명쌍수(性命双修)의 공부가 되는 것이다.

몸이 내려가면 양에서 음으로 전환됨이요 몸이 올라오면 음에서 양으로 돌아감이다. 이를 오행의 수리에 맞춰 하다 보니 호흡은 저절로 단전에 모이고 아주 쉽게 몸의 균형을 찾고 자신의 부모미생전 본래 면목을 찾을 수가 있게 된다. 또한, 호흡이 저절로 단전에 모아지니 소법륜을 돌릴 수 있는 종자(種子)가 형성되어진다. 마음이 한 번도 고요해본 적이 없는 초학사들에게 의수단전(意守丹田)[27]의 공부를 시켜본들 대부분 실패로 돌아간다. 간단한 반절 형식의 굴신 작용을 하다 보면 절로 하단전이 뜨거워지고 이에 체질에 맞는 자기 자신의 체질표에 따라 음양오행을 바로잡아나가니 이 얼마나 힘을 줄이는 법이랴. 계속해나가다 보면 체력은 말할 것 없고 자신의 체형마저 젊어져 있음을 보게 된다.

이 관음음양오행 조절법을 100일만 하면 1단계 공부를 이룰 수가 있다. 1단계 공부를 성취하면 자신의 성품을 몰록 깨닫게 된다. 바로 견성을 하는 것이다. 선도 수련을 해서 소주천을 타통해도 견성을 못 하는 것은 공부가 바로 명공에 치우쳐 있기 때문이다. 입으로는 성명쌍수를 주창하지만 성공의 공부가 약한 까닭이다.

2단계 소약(小藥)을 형성하다.

1단계 공부를 성취해서 소법륜을 굴리다 보면 몸의 수승화강 작용이 저절로 이루어지고 또 오행반절을 수련하니 음양오행은 바로 균형이 맞춰진다. 이때 자신의 몸속에서 소약이 형성된다. 이는 몸을 강건하게 해주고 또한 매일 활력이 넘치는 몸으로 만들어 준다. 이건 바로 그동안 좋지 못했던 모든 상태를 환원시키고, 소모해서 새어나간 정혈(精血)들을 관음음양오행 조절법을 통해서 보루(補漏)가

---

[27] 의수단전이란 마음으로 하단전을 지키게 한다는 뜻으로 곧 정좌해서 마음으로 끊어짐이 없이 하단전을 관하는 것이다.

되어 소법륜(소주천 타통)을 굴리게 되고 소약이 형성이 되었으니 가능한 일이다. 2단계의 공부법은 1단계의 공부를 굳히는 선상에 있다. 방법은 동일하다. 백일 동안 환원 보루 축기를 한 것인데, 여기서는 더한층 강화한 셈이다. 출판된 많은 서적(선도에 관한 책)을 열람해 봤는데, 백일축기란 말을 모두 잘못 얘기하고 있어서 잠깐 언급하고자 한다. '백일'이란 말을 글자 그대로 해석해서 대부분 날짜로 알고 이야기를 한다. 도가에서는 글자 속에 뜻을 숨기기도 하고 또 짐짓 반만 얘기하기도 하곤 해서 참으로 스승이 없이는 그 뜻을 배우기가 어렵다. 그래서 정통으로 전승한 스승한테서 그 뜻을 듣지 않으면 글자의 자구대로만 해석하는 잘못을 범한다. 백일은 날짜를 얘기하는 것이 아니고 '백(百)'자를 파자하면 '一'과 '白'이 된다. 그럼 이 '一 白'이 무엇을 말하는 것일까.

바로 천목을 여는 수련을 하다 보면 미간에서 신광(神光)이 출현한다. 이때 나오는 해와 같이 밝은 빛을 신광이라고 한다. 이 빛을 갈무리해서 아주 좁쌀만 하게 만들어서 미간을 통해 하단전으로 내리고 다시 오장육부를 통해 오행운화를 하여 또다시 하단전에 갈무리한다. 이것이 바로 백일축기라는 뜻이다. 태을금화종지 제 9장 백일입기(百日立基)에 이런 내용이 있다. "백일축기는 단순히 백일을 가리키는 게 아니다. 하루 축기도 곧 하루만을 얘기하는 것이 아니다. 일식입기(一息立基) 또한 한 차례 호흡을 말함이 아니다. '息'자란 글자는 '自'와 '心'으로 만들어진 것인데 그 뜻은 바로 자신 본체의 마음이 한 번 움직임이 '息'이다. 곧바로 원신(元神), 원기(元氣), 원정(元精)의 움직임이 '息'이다. 氣의 오르고 내림과 떨어지고 합하는 것이 전부 다 이 심식(心息)으로 부터 일어난다. 신의 허실 유무도 전부 일념 가운데 있는 것이다. 일식일념(一息一念)을 한평생을 가져서 수지(修持) 해야지 어찌 다만 백일에 그치겠는가." 태을금화종지 저자인 여동빈 조사의 말씀이다. 수련하시는 분들께서는 마음에 새기시길 바란다.

천목혈의 뜻 또한 숨겨놓은 글자다. 미간인 인당혈 하나만을 가리키는 것은 아니다. 혈(穴)은 인당혈(印堂血)을 말함이요 목(目)은 인당에서 안쪽으로 삼촌쯤 들어간 니환궁(泥丸宮)을 말함이요, 천(天)은 니환궁에서 다시 삼촌을 들어간 후천경(后天鏡)을 말한다. 이 세 곳의 혈 자리를 합쳐서 천목혈이라 이름 한다. 이렇듯 도가의 단경에서는 정통으로 전승한 스승에게 배우지 아니하면 숨겨져 있는 뜻과는 맞지 않는 자구(字句)의 해석을 하게 된다.

◆ 1단계 - 2단계 수련법

- 오행의 숫자대로 반절하기

    수(1번), 화(2번), 목(3번), 금(4번), 토(5번)
- 이때 호흡은 고개가 내려갈 때 내쉬고 올라올 때 들이마신다.
- 아래 수(水)수렴 I 형에 적어놓은 것과 같이 나머지 11체질도 오행에맞추어 숫자대로 가부좌한 자세로 앉은 채 절을 한다. 이것이 바로 오행반절이다.

반절

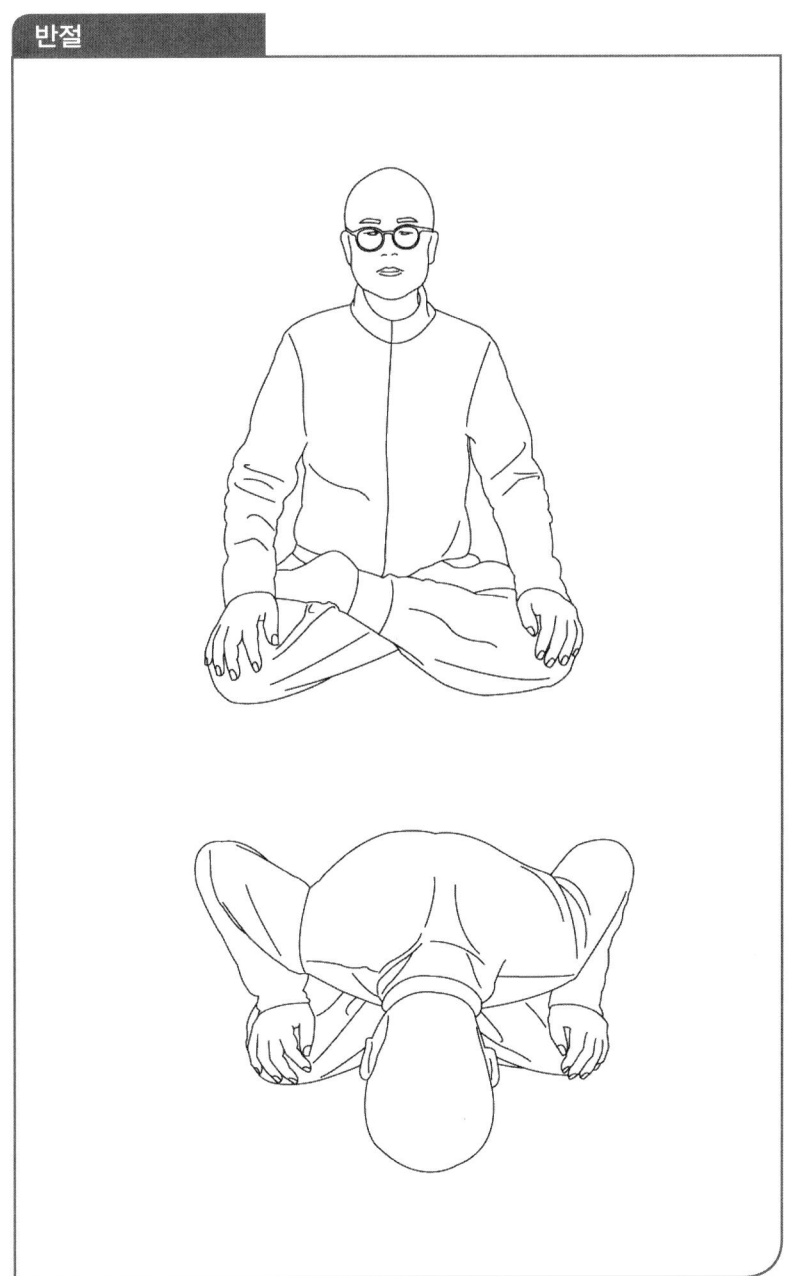

水金土火木(陰) - 수렴 Ⅰ형

水土木金火	1,5,3,4,2	火水土木金	2,1,5,3,4
金火水土木	4,2,1,5,3	水土木金火	1,5,3,4,2
土木金火水	5,3,4,2,1	土木金火水	5,3,4,2,1
火水土木金	2,1,5,3,4	木金火水土	3,4,2,1,5
木金火水土	3,4,2,1,5	金火水土木	4,2,1,5,3

金火水土木	4,2,1,5,3	木金火水土	3,4,2,1,5
火水土木金	2,1,5,3,4	金火水土木	4,2,1,5,3
水土木金火	1,5,3,4,2	火水土木金	2,1,5,3,4
土木金火水	5,3,4,2,1	水土木金火	1,5,3,4,2
木金火水土	3,4,2,1,5	土木金火水	5,3,4,2,1

土木金火水	5,3,4,2,1
木金火水土	3,4,2,1,5
金火水土木	4,2,1,5,3
火水土木金	2,1,5,3,4
水土木金火	1,5,3,4,2

水金土火木(陰) - 수렴 Ⅱ형

水土木金火　　　　　　　　火水土木金
金木土水火　　　　　　　　水土木金火
土木金火水　　　　　　　　土木金火水
火水土木金　　　　　　　　木金火水土
木金火水土　　　　　　　　金木土水火

金木土水火　　　　　　　　木金火水土
木土水火金　　　　　　　　金木土水火
土水火金木　　　　　　　　火水土木金
水土木金火　　　　　　　　水土木金火
火金木土水　　　　　　　　土木金火水

土木金火水　　　　　　　　* 水 수렴 Ⅱ형은 金이 발산형
木金火水土　　　　　　　　　이다.
金木土水火
火水土木金
水土木金火

🌸 水木火土金 (陽) – 발산형

水火金木土   土水火金木
木土水火金   水火金木土
火金木土水   火金木土水
土水火金木   金木土水火
金木土水火   木土水火金

木土水火金   金木土水火
土水火金木   木土水火金
水火金木土   土水火金木
火金木土水   水火金木土
金木土水火   火金木土水

火金木土水
金木土水火
木土水火金
土水火金木
水火金木土

火木水金土 (陰) - 수렴형

火水土木金
木金火水土
水土木金火
金火水土木
土木金火水

木金火水土
金火水土木
火水土木金
水土木金火
土木金火水

水土木金火
土木金火水
木金火水土
金火水土木
火水土木金

金火水土木
火水土木金
水土木金火
土木金火水
木金火水土

土木金火水
木金火水土
金火水土木
火水土木金
水土木金火

🔆 火土金水木 (陽) - 발산형

火金木土水　　　　　水火金木土
土水火金木　　　　　火金木土水
金木土水火　　　　　金木土水火
水火金木土　　　　　木土水火金
木土水火金　　　　　土水火金木

土水火金木　　　　　木土水火金
水火金木土　　　　　土水火金木
火金木土水　　　　　水火金木土
金木土水火　　　　　火金木土水
木土水火金　　　　　金木土水火

金木土水火
木土水火金
土水火金木
水火金木土
火金木土水

木水金土火 (陰) - 수렴형

木金火水土 　　　　土木金火水
水土木金火 　　　　木金火水土
金火水土木 　　　　金火水土木
土木金火水 　　　　火水土木金
火水土木金 　　　　水土木金火

水土木金火 　　　　火水土木金
土木金火水 　　　　水土木金火
木金火水土 　　　　土木金火水
金火水土木 　　　　木金火水土
火水土木金 　　　　金火水土木

金火水土木
火水土木金
水土木金火
土木金火水
木金火水土

木火土金水(陽) - 발산형

木土水火金　　　　金木土水火
火金木土水　　　　木土水火金
土水火金木　　　　土水火金木
金木土水火　　　　水火金木土
水火金木土　　　　火金木土水

火金木土水　　　　水火金木土
金木土水火　　　　火金木土水
木土水火金　　　　金木土水火
土水火金木　　　　木土水火金
水火金木土　　　　土水火金木

土水火金木
水火金木土
火金木土水
金木土水火
木土水火金

金土火木水 – 수렴 Ⅰ형

金火水土木　　　　木金火水土
土木金火水　　　　金火水土木
火水土木金　　　　火水土木金
木金火水土　　　　水土木金火
水土木金火　　　　土木金火水

土木金火水　　　　水土木金火
木金火水土　　　　土木金火水
金火水土木　　　　木金火水土
火水土木金　　　　金火水土木
水土木金火　　　　火水土木金

火水土木金
水土木金火
土木金火水
木金火水土
金火水土木

金土火木水 - 수렴 Ⅱ형

金火水土木　　　　　木金火水土
土木金火水　　　　　金火水土木
火水土木金　　　　　火水土木金
木金火水土　　　　　水火金木土
水火金木土　　　　　土木金火水

土木金火水　　　　　水火金木土
木金火水土　　　　　火金木土水
金火水土木　　　　　金木土水火
火水土木金　　　　　木土水火金
水火金木土　　　　　土水火金木

火水土木金　　　　　※ 金 수렴 Ⅱ형은 水가 발산
水火金木土　　　　　　형이다.
土木金火水
木金火水土
金火水土木

金水木火土(陽) - 발산형

金木土水火　　　　　火金木土水
水火金木土　　　　　金木土水火
木土水火金　　　　　木土水火金
火金木土水　　　　　土水火金木
土水火金木　　　　　水火金木土

水火金木土　　　　　土水火金木
火金木土水　　　　　水火金木土
金木土水火　　　　　火金木土水
木土水火金　　　　　金木土水金
土水火金木　　　　　木土水火金

木土水火金
土水火金木
水火金木土
火金木土水
金木土水火

🪷 土火木水金(陰) - 수렴형

土木金火水　　　　　水土木金火
火水土木金　　　　　土木金火水
木金火水土　　　　　木金火水土
水土木金火　　　　　金火水土木
金火水土木　　　　　火水土木金

火水土木金　　　　　金火水土木
水土木金火　　　　　火水土木金
土木金火水　　　　　水土木金火
木金火水土　　　　　土木金火水
金火水土木　　　　　木金火水土

木金火水土
金火水土木
火水土木金
水土木金火
土木金火水

土金水木火(陽) - 발산형

土水火金木　　　　　木土水火金
金木土水火　　　　　土水火金木
水火金木土　　　　　水火金木土
木土水火金　　　　　火金木土水
火金木土水　　　　　金木土水火

金木土水火　　　　　火金木土水
木土水火金　　　　　金木土水火
土水火金木　　　　　木土水火金
水火金木土　　　　　土水火金木
火金木土水　　　　　水火金木土

水火金木土
火金木土水
金木土水火
木土水火金
土水火金木

제5장
관음음양오행
3-4단계 수련법

3단계 대법륜을 굴리다 (대주천 타통)

 임, 독 양맥을 타통하여 법륜을 굴리게 되면 도가에서는 소주천이라고 한다. 이걸 두고 하차(河車)가 돈다고 한다. 이 소주천에도 종류가 있다. 기(氣)로 돌아가는 주천을 기로주천(氣路周天), 액체의 상태로 돌아가는 액로주천(液路周天), 그리고 단(丹)의 상태로 조금씩 나아가는 것이 단도주천(丹道周天)이다. 이러한 단계들은 우리 한국의 단도 서적들을 살펴보면 자세히 언급이 된 곳이 한 군데도 없다. 기경팔맥까지 다 열리면 바로 큰 법륜이 돌아가는 대주천이 열린 것이다. 이 대주천 역시 기로 주천, 액로주천, 단도주천 등이 있다. 필자는 기경팔맥이 타통될 때 8일 동안이나 내관을 통해 경락도가 환한 황금빛 선으로 보였다. 소주천에서 임독양맥을 타통한 뒤에 발바닥에 자리한 용천에서 다리를 타고 회음으로 올라와서 임독양맥과 연결되고 충맥, 대맥, 음유, 양유, 음교 양교맥이 다 열리게 되는 것이 대주천을 타통하는 것이다.

임맥(任脈)은 회음혈 자리에서 기점으로 하여 아랫배, 가슴을 지나 아랫입술 바로 밑인 승장혈까지이다. 몸의 전면(前面)으로 운행이 되는데 음맥(陰脈)을 다 맡는다는 뜻으로 '임(任)'자를 쓰는데 음맥의 바다라고 일컫는다.

독맥(督脈)은 회음혈 자리에서 뒤쪽으로 미려로 흉추 부분인 협척, 머리 쪽 옥침에서 코밑과 윗입술 2/3지점인 인중혈까지를 말한다. 이런 연유로 해서 소주천이 타통될 때 혀가 안쪽으로 말려들어 가는 현상이 있다. 독맥은 양맥(陽脈)을 모두 관장한다는 뜻에서 '총독'이란 뜻의 '독(督)'자를 쓴다. 양맥의 바다라고 한다.

충맥(衝脈)은 회음에서 백회까지 자오선을 통과하는데 모든 맥의 요충이 된다. 그런 연유로 십이경맥의 바다라고 일컫는다.

대맥(帶脈)은 허리띠 모양과 같이 허리 부위를 띠처럼 둘러싸서 모든 맥을 다 묶어 놓아서 띠 '대(帶)' 자를 사용한다.

음유맥(陰維脈)은 족소음신장경의 혈인 축빈혈에서 나와 발목 안쪽 복사뼈를 지나 몸 안쪽으로 해서 위로 올라가 정수리 앞까지 간다. 모든 음맥을 실로 꿰듯이 잇는다 해서 음유(陰維)라 한다.

양유맥(陽維脈)은 족태양방광경의 혈인 금문혈 지점에서 시작해 바깥쪽 복숭아 뼈를 지나 표면으로 올라간다. 그리해서 정수리의 뒤에까지 간다. 모든 양맥을 실로 꿰듯이 잇는다 해서 양유(陽維)라 한다.

음교맥(陰蹻脈)은 족소음신장경의 다른 맥인데 발뒤꿈치에서 시작해 안쪽 복사뼈 까지 가서 위로 올라가 대퇴부 안쪽을 경유해 음부(陰部)로 향해 간다. 다시금 위쪽으로 올라가 가슴을 경유해 결분(缺盆)을 통과해 인영혈(人迎穴) 옆쪽을 지나 얼굴로 올라가 눈 안쪽 정명혈(睛明穴)에서 족태양방광경과 이어진다. 이 음교맥은 도가에서 난노를 수련하는 사람이라면 아주 중요하게 여긴다. 난경(難經) 29난을 보면 기경팔맥에서 나타나는 병증에 대해 언급해 놓은 게 있다. "양유맥이 병들면 발열과 오한이 난다. 양유맥은 수족의 양맥을 연결하고 있기 때문에 병이 들면 발열과 오한의 표증을 나타낸다. 주치혈은 외관혈이다. 음유맥이 병들면 심통(心痛)이 있다. 음유맥은 수족의 음맥을 연결하고 있으므로 음이 병들면 피의 흐름이 나빠지고 그때문에 심장 주변이 아프다. 주치혈은 내관혈이다. 음교맥이 병들면 양이 이완되고 음이 급해진다. 양교맥이 병들면 음이 이완되고 양이 급해진다. 음과 양이라는 것은 안쪽, 바깥쪽 부위로 해석해도 되고 음양의 기(氣)라고 해석해도 된다. 이완된다는 것은 부족하다는 것이며 곧 허한 것이며, 급해진다는 것은 실하다는 의미다. 양이 부족하면 기력이 없어지고 냉증이 되며, 넘치면 열기가 많아지고 불면증이나 두통을 일으킨다. 음교맥의 주치혈은 조해혈(照海穴)이고 양교맥의 주치혈은 신맥혈(申脈穴)이다. 충맥(衝脈)이 병들면 열이 오르고 배가 당기며 아프다. 아랫배에서 가슴으로 무언가가 차오르는 것 같이 되면서 심장이 두근거리거나 불안감을 호소하게 된다. 이는 발작적으로 일어난다. 주치혈은 공손혈(公孫穴)이다. 독맥이 병들면 등이 딱딱해지면서 발부터 차가워진다. 임맥이 병들면 배에 응어리가 생긴다. 남자의 경우는 산통(疝痛)이 되고 여자의 경우는 생리불순이 된다. 자궁근종 등도 이에 속한다.

독맥의 주치혈은 후계혈(後谿穴)이고 임맥의 주치혈은 열결혈(列缺穴)이다. 대맥이 병들면 아랫배가 더부룩하고 허리가 무기력해지면서 아프다. 주치혈은 임읍혈이다. 이렇듯 기경팔맥은 인체에서 아주 중요한 곳이다. 구처기의 대단직지에서 기경팔맥에 관한 이야기가 있다. 그가 말하길 "사람에게 팔맥이 있는데 모두 다 음신에 속하고 닫혀서 열리지 않는다. 오직 신선만이 양기로써 부딪쳐 관통하니 도를 얻을 수 있다. 양기를 캐는 일은 오직 음교가 우선인데 위로는 니환(泥丸)에 통하고 아래로는 용천혈을 뚫고 내려가는데 진기의 모여듦이나 흩어짐이 모두 다 이 관문으로부터 이루어진다."고 중요함을 역설했다. (장자양 기경팔맥론과 같다.)

  양교맥 또한 발뒤꿈치에서 시작해 바깥쪽 복사뼈를 경유해 위로 올라가 정명혈로 가서 족태양 방광경과 음교맥을 만난다. 허나 이렇게 팔맥을 다 타통하는것이 대추천인데 여기서 타통되는 것은 얕게 열리는 정도이다. 이런 연유는 바로 공부 단계의 깊고 얕음의 차이이다. 똑같은 물이지만 시냇물과 강물 그리고 바닷물의 깊고 얕음에 있어서의 차이는 아주 크다. 심지어 비 온 뒤 수레바퀴가 지나간 자리에 고인 물도 물인 것이다. 이 3단계에서 열리는 기경팔맥과 9단계에서 열리는 음교맥은 심천의 차이가 천지현격이다. 관음음양오행 수행법을 수련하면, 3단계의 공부는 1년이면 성취가 된다. 공부법으로는 정반법수인과 반절을 한다.

4단계 대약(大藥)을 형성하다.

  몸에 대약(大藥)이 형성되는 단계인데 자신의 기로써 남을 치료해 줄 수 있는 능력이 생기는 때이다. 이때 주의할 점은 백회를 통해 천

임맥, 독맥

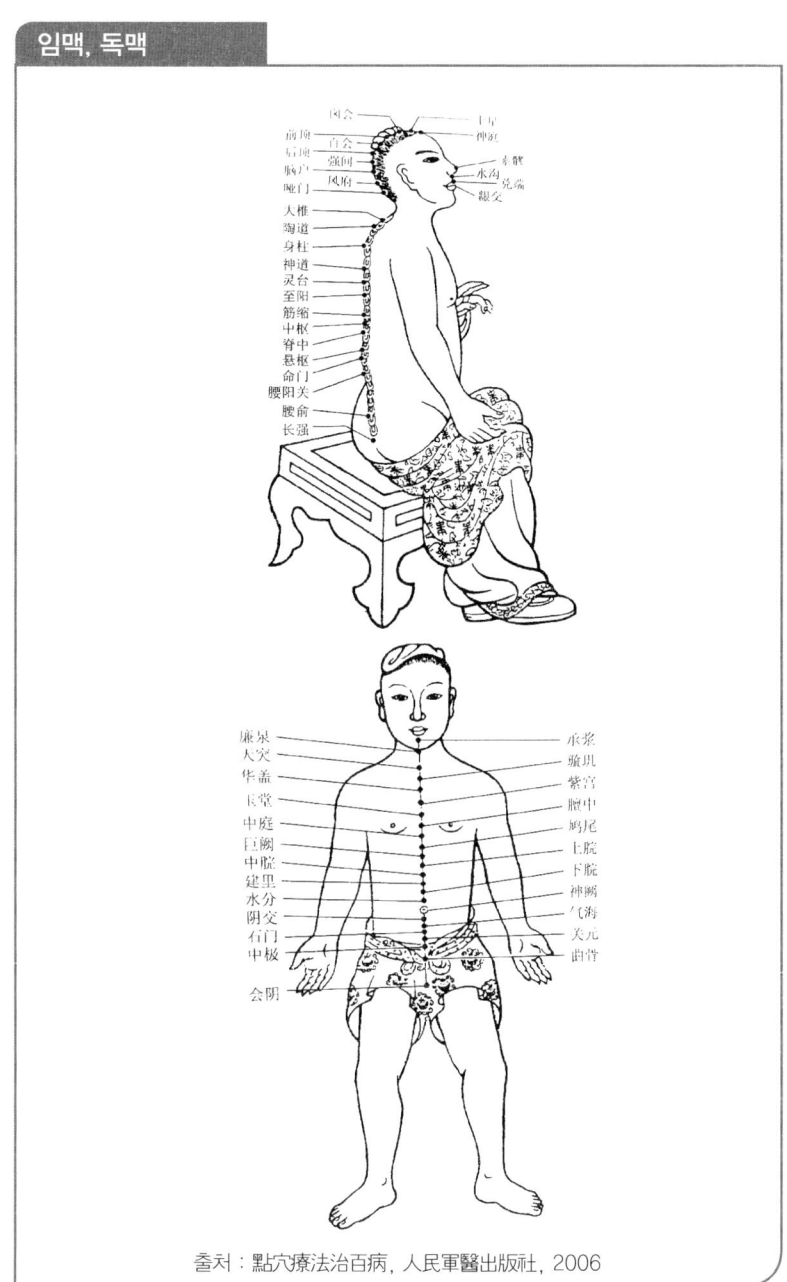

출처 : 點穴療法治百病, 人民軍醫出版社, 2006

지의 기운을 받아 환자를 치유해 주어야지 자신의 내력을 쓰다 보면 공력이 소실되는 감을 느끼게 된다. 이때는 다른 사람의 아픈 부위가 자신에게 전감(느낌이 전해져오는 것)이 오므로 처음엔 오장의 형태가 보이다가 수련이 깊어지면 기의 형태로 내관을 하게 된다. 아무튼 여기서 훈련을 조금만 잘하면 자기의 내력은 하나도 소모되지 않고 천지와 환자의 사이에서 기운을 전달해주는 중개자가 될 수 있어 작복(作福)할 수가 있다. 어떤 분들은 애써 수련해 닦아놓은 양기를 소모해 버릴까 두려워 남과 손도 잡지 않고 신체의 접촉을 꺼리는 사람들도 허다하다. 이는 자비심이 없고 이기적인 마음이라 대도를 익히기엔 자질이 부족한 사람이다. 큰 도를 이루는 근간은 자비심의 발로이다. 이타심이 없고서는 도를 이룰 그릇이 못 된다. 의념(意念) 수련을 조금만 심도 있게 하면 남을 위해 좋은 일을 할 수가 있다. 여조사(呂祖師)는 남을 위해 매일 한 가지씩 착한 일을 하라고 했다. 공덕이 부족하면 도를 이룰 수가 없는 것이다.

공부법은 3단계와 동일한 정반법수인(正反法手印)과 오행반절이다. 3, 4단계 공부법에서 처음으로 세간에 출현하는 정반법수인이 나온다. 내가 중국에 유학해서 중의학을 배울 때 학교 공부를 마친 후 민간에서 오행맥진법과 약을 쓸 때 정반법으로 병을 치료하는 것을 배웠는데 조금 생소하고 자신도 서질 않아 학교에서 배운 대로의 방법으로만 환자 진료를 해왔는데(필자는 중국 제남에서 병원을 운영) 도교 쪽에서 단도 수련을 하던 중 영보필법의 수련 단계 중에서 명공(命功)의 마지막 단계라는 몸이 타는 경계 과정에서 지나치게 몸이 계속 타서(내관을 통해 보면 몸이 활활 타는 모습을 볼 수 있다) 이 정반법을 사용해서 해결을 한 적이 있었다. 폐의 기운인 금(金)과 신장의 기운인 수(水)를 사용해서 균형을 잡았던 것이다.

정반법을 간단히 설명하자면 만약 환자의 병이 오행 가운데 금의 성질이라면 금의 정극(正克)인 화(火)의 성미의 약과 금이 반대로 극하는 목(木) 성질의 약을 동시에 쓰면 아주 효과적으로 병을 쉽게 낫게 할 수가 있다는 것이다. 화는 금의 정극이요 목은 금의 반극이다. 병을 정과 반으로 협공해서 치료하는 것이 바로 정반법 치료법이라고 한다. 이 정반법을 민간에서 배우고 있을 때 흥미로운 일이 하나 발생했다. 중국 민간에서는 비염을 치료하는 데 새로 구워낸 빨간 벽돌을 한 장 준비해서 그곳에다 식초를 좀 뿌리고 난 뒤 불에 구워서 그 냄새를 맡게 한다. 처음엔 이 무슨 황당한 방법인가 했는데 가만히 정반법 이론에다 적용을 해보니 이치에 맞게 들어간다. 비염은 기관지, 폐 쪽에 속한 질환으로 오행에 귀속시키면 금의 성질이다. 붉은 벽돌의 붉은색은 심장인 화에 속함이요 그래서 금에는 정극이 되고 식초의 신맛은 간으로 귀속되는데 오행으로는 목의 성질이라 금에 반극이 되는 것이다. 비록 민간요법이지만 병을 치료하는 효과가 뛰어난 것의 연유는 이런 이치를 갖추고 있기 때문이었다.

정반법수인은 이러한 이치를 바탕으로 본인이 개발해낸 것인데 몸을 조정해주고 치료해주는 데 탁월한 효과가 있을 뿐만 아니라 내공을 증진시키는 데도 무척이나 효과가 있는 방법이다. 내가 마군중을 조복 받을 때도 이 수인법을 사용해서 물리쳤다. 3, 4단계의 공부법을 하는 동안은 자기 스스로가 내공이 빠른 속도로 증진이 됨을 느낄 수가 있다. 그야말로 내공이 증폭된다. 우리의 관음음양오행

정반법 수인

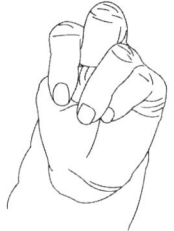
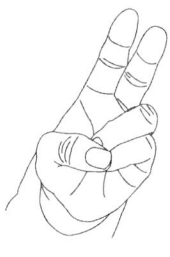

1) 火龍退隱印
   (수를 정반 극하는 수인)

2) 黑虎盆泉印
   (화를 정반 극하는 수인)

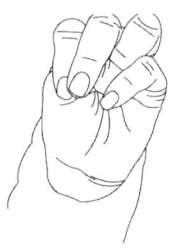
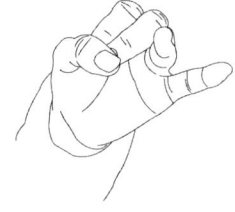

3) 黃白調風印
   (목를 정반 극하는 수인)

4) 紅木勝金印
   (금을 정반 극하는 수인)

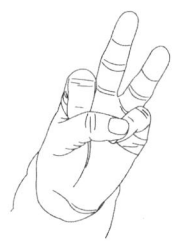

5) 乙癸補漏印
   (토를 정반 극하는 수인)

12단계 수행법은 오행의 수치를 조합한 몸의 승강을 통한 인체의 음양 조절과 적절한 그리고 파워 있는 수인의 사용으로 엄청난 효과를 가져 온다. 여타의 기존 수행법과 수련법들과는 판이하게 다르다. 복잡하게 화후를 살피고 진양화와 퇴음부를 수련할 필요성이 없다. 왜냐하면 음양오행의 조절에서 모두 다 미리 조절이 되어 균형을 맞춰가기 때문에 그러한 것이다.

◆ 3단계 − 4단계 正反法 手印과 반절

水金土火木(陰) − 수렴 Ⅰ형

水(土, 火) − 5, 2   土(木, 水) − 3, 1
金(火, 木) − 2, 3   火(水, 金) − 1, 4
土(木, 水) − 3, 1   木(金, 土) − 4, 5
火(水, 金) − 1, 4   水(土, 火) − 5, 2
木(金, 土) − 4, 5   金(火, 木) − 2, 3

金(火, 木) − 2, 3   火(水, 金) − 1, 4
土(木, 水) − 3, 1   木(金, 土) − 4, 5
火(水, 金) − 1, 4   水(土, 火) − 5, 2
木(金, 土) − 4, 5   金(火, 木) − 2, 3
水(土, 火) − 5, 2   土(木, 水) − 3, 1

木(金, 土) - 4, 5
水(土, 火) - 5, 2
金(火, 木) - 2, 3

土(木, 水) - 3, 1
火(水, 金) - 1, 4

❂ 水金土火木 - 수렴 Ⅱ형

水(土, 火) - 5, 2
金(火, 木) - 2, 3
土(木, 水) - 3, 1
火(水, 金) - 1, 4
木(金, 土) - 4, 5

金(火, 木) - 2, 3
水(土, 火) - 5, 2
木(金, 土) - 4, 5
火(水, 金) - 1, 4
土(木, 水) - 3, 1

土(木, 水) - 3, 1
火(水, 金) - 1, 4
木(金, 土) - 4, 5
水(土, 火) - 5, 2

金(火, 木) - 2, 3
火(水, 金) - 1, 4
木(金, 土) - 4, 5
水(土, 火) - 5, 2
金(火, 木) - 2, 3
土(木, 水) - 3, 1

木(金, 土) - 4, 5
水(土, 火) - 5, 2
金(火, 木) - 2, 3
土(木, 水) - 3, 1
火(水, 金) - 1, 4

※ 오행 중 金이 발산형이 되어 水 수렴 Ⅰ형과 다르다.

水木火土金(陽) – 발산형

水(土, 火) – 5, 2
木(金, 土) – 4, 5
火(水, 金) – 1, 4
土(木, 水) – 3, 1
金(火, 木) – 2, 3

木(金, 土) – 4, 5
火(水, 金) – 1, 4
土(木, 水) – 3, 1
金(火, 木) – 2, 3
水(土, 火) – 5, 2

火(水, 金) – 1, 4
土(木, 水) – 3, 1
金(火, 木) – 2, 3
水(土, 火) – 5, 2
木(金, 土) – 4, 5

土(木, 水) – 3, 1
金(火, 木) – 2, 3
水(土, 火) – 5, 2
木(金, 土) – 4, 5
火(水, 金) – 1, 4

金(火, 木) – 2, 3
水(土, 火) – 5, 2
木(金, 土) – 4, 5
火(水, 金) – 1, 4
土(木, 水) – 3, 1

火木水金土 (陰) - 수렴형

火(水, 金) - 1, 4　　　金(火, 木) - 2, 3
木(金, 土) - 4, 5　　　土(木, 水) - 3, 1
水(土, 火) - 5, 2　　　火(水, 金) - 1, 4
金(火, 木) - 2, 3　　　木(金, 土) - 4, 5
土(木, 水) - 3, 1　　　水(土, 火) - 5, 2

木(金, 土) - 4, 5　　　土(木, 水) - 3, 1
水(土, 火) - 5, 2　　　火(水, 金) - 1, 4
金(火, 木) - 2, 3　　　木(金, 土) - 4, 5
土(木, 水) - 3, 1　　　水(土, 火) - 5, 2
火(水, 金) - 1, 4　　　金(火, 木) - 2, 3

水(土, 火) - 5, 2
金(火, 木) - 2, 3
土(木, 水) - 3, 1
火(水, 金) - 1, 4
木(金, 土) - 4, 5

🌸 火土金水木 (陽) - 발산형

火(水, 金) - 1, 4　　　水(土, 火) - 5, 2
土(木, 水) - 3, 1　　　木(金, 土) - 4, 5
金(火, 木) - 2, 3　　　火(水, 金) - 1, 4
水(土, 火) - 5, 2　　　土(木, 水) - 3, 1
木(金, 土) - 4, 5　　　金(火, 木) - 2, 3

土(木, 水) - 3, 1　　　木(金, 土) - 4, 5
金(火, 木) - 2, 3　　　火(水, 金) - 1, 4
水(土, 火) - 5, 2　　　土(木, 水) - 3, 1
木(金, 土) - 4, 5　　　金(火, 木) - 2, 3
火(水, 金) - 1, 4　　　水(土, 火) - 5, 2

金(火, 木) - 2, 3
水(土, 火) - 5, 2
木(金, 土) - 4, 5
火(水, 金) - 1, 4
土(木, 水) - 3, 1

木水金土火 (陰) - 수렴형

木(金, 土) - 4, 5
水(土, 火) - 5, 2
金(火, 木) - 2, 3
土(木, 水) - 3, 1
火(水, 金) - 1, 4

土(木, 水) - 3, 1
火(水, 金) - 1, 4
木(金, 土) - 4, 5
水(土, 火) - 5, 2
金(火, 木) - 2, 3

水(土, 火) - 5, 2
金(火, 木) - 2, 3
土(木, 水) - 3, 1
火(水, 金) - 1, 4
木(金, 土) - 4, 5

火(水, 金) - 1, 4
木(金, 土) - 4, 5
水(土, 火) - 5, 2
金(火, 木) - 2, 3
土(木, 水) - 3, 1

金(火, 木) - 2, 3
土(木, 水) - 3, 1
火(水, 金) - 1, 4
木(金, 土) - 4, 5
水(土, 火) - 5, 2

木火土金火(陽) - 발산형

木(金, 土) - 4, 5
火(水, 金) - 1, 4
土(木, 水) - 3, 1
金(火, 木) - 2, 3
水(土, 火) - 5, 2

金(火, 木) - 2, 3
水(土, 火) - 5, 2
木(金, 土) - 4, 5
火(水, 金) - 1, 4
土(木, 水) - 3, 1

火(水, 金) - 1, 4
土(木, 水) - 3, 1
金(火, 木) - 2, 3
水(土, 火) - 5, 2
木(金, 土) - 4, 5

水(土, 火) - 5, 2
木(金, 土) - 4, 5
火(水, 金) - 1, 4
土(木, 水) - 3, 1
金(火, 木) - 2, 3

土(木, 水) - 3, 1
金(火, 木) - 2, 3
水(土, 火) - 5, 2
木(金, 土) - 4, 5
火(水, 金) - 1, 4

金土火木水 - 수렴 Ⅰ형

金(火, 木) - 2, 3
土(木, 水) - 3, 1
火(水, 金) - 1, 4
木(金, 土) - 4, 5
水(土, 火) - 5, 2

木(金, 土) - 4, 5
水(土, 火) - 5, 2
金(火, 木) - 2, 3
土(木, 水) - 3, 1
火(水, 金) - 1, 4

土(木, 水) - 3, 1
火(水, 金) - 1, 4
木(金, 土) - 4, 5
水(土, 火) - 5, 2
金(火, 木) - 2, 3

水(土, 火) - 5, 2
金(火, 木) - 2, 3
土(木, 水) - 3, 1
火(水, 金) - 1, 4
木(金, 土) - 4, 5

火(水, 金) - 1, 4
木(金, 土) - 4, 5
水(土, 火) - 5, 2
金(火, 木) - 2, 3
土(木, 水) - 3, 1

金土火木水(陰) - 수렴 Ⅱ형

金(火, 木) - 2, 3
土(木, 水) - 3, 1
火(水, 金) - 1, 4
木(金, 土) - 4, 5
水(土, 火) - 5, 2

土(木, 水) - 3, 1
火(水, 金) - 1, 4
木(金, 土) - 4, 5
水(土, 火) - 5, 2
金(火, 木) - 2, 3

火(水, 金) - 1, 4
木(金, 土) - 4, 5
水(土, 火) - 5, 2
金(火, 木) - 2, 3
土(木, 水) - 3, 1

木(金, 土) - 4, 5
水(土, 火) - 5, 2
金(火, 木) - 2, 3
土(木, 水) - 3, 1
火(水, 金) - 1, 4

水(土, 火) - 5, 2
木(金, 土) - 4, 5
火(水, 金) - 1, 4
土(木, 水) - 3, 1
金(火, 木) - 2, 3

※ 金 수렴 Ⅱ형은 水가 발산 형이다.

金水木火土(陽) - 발산형

金(火, 木) - 2, 3
水(土, 火) - 5, 2
木(金, 土) - 4, 5
火(水, 金) - 1, 4
土(木, 水) - 3, 1

水(土, 火) - 5, 2
木(金, 土) - 4, 5
火(水, 金) - 1, 4
土(木, 水) - 3, 1
金(火, 木) - 2, 3

木(金, 土) - 4, 5
火(水, 金) - 1, 4
土(木, 水) - 3, 1
金(火, 木) - 2, 3
水(土, 火) - 5, 2

火(水, 金) - 1, 4
土(木, 水) - 3, 1
金(火, 木) - 2, 3
水(土, 火) - 5, 2
木(金, 土) - 4, 5

土(木, 水) - 3, 1
金(火, 木) - 2, 3
水(土, 火) - 5, 2
木(金, 土) - 4, 5
火(水, 金) - 1, 4

土火木水金(陰) – 수렴형

土(木, 水) – 3, 1   水(土, 火) – 5, 2
火(水, 金) – 1, 4   金(火, 木) – 2, 3
木(金, 土) – 4, 5   土(木, 水) – 3, 1
水(土, 火) – 5, 2   火(水, 金) – 1, 4
金(火, 木) – 2, 3   木(金, 土) – 4, 5

火(水, 金) – 1, 4   金(火, 木) – 2, 3
木(金, 土) – 4, 5   土(木, 水) – 3, 1
水(土, 火) – 5, 2   火(水, 金) – 1, 4
金(火, 木) – 2, 3   木(金, 土) – 4, 5
土(木, 水) – 3, 1   水(土, 火) – 5, 2

木(金, 土) – 4, 5
水(土, 火) – 5, 2
金(火, 木) – 2, 3
土(木, 水) – 3, 1
火(水, 金) – 1, 4

❈ 土金水木火(陽) - 발산형

土(木, 水) - 3, 1
金(火, 木) - 2, 3
水(土, 火) - 5, 2
木(金, 土) - 4, 5
火(水, 金) - 1, 4

木(金, 土) - 4, 5
火(水, 金) - 1, 4
土(木, 水) - 3, 1
金(火, 木) - 2, 3
水(土, 火) - 5, 2

金(火, 木) - 2, 3
水(土, 火) - 5, 2
木(金, 土) - 4, 5
火(水, 金) - 1, 4
土(木, 水) - 3, 1

火(水, 金) - 1, 4
土(木, 水) - 3, 1
金(火, 木) - 2, 3
水(土, 火) - 5, 2
木(金, 土) - 4, 5

水(土, 火) - 5, 2
木(金, 土) - 4, 5
火(水, 金) - 1, 4
土(木, 水) - 3, 1
金(火, 木) - 2, 3

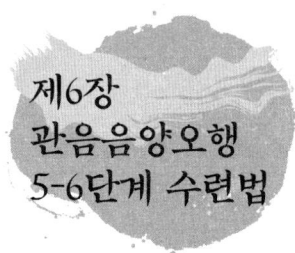

제6장 관음음양오행 5-6단계 수련법

5단계 중맥선을 타통하다

이 중맥선을 사람들은 잘 알지를 못한다. 기경팔맥 중 하나인 충맥으로 잘못 알고 있는 이들도 있다. 이 중맥선이 타통되어야만 밀교[28]에서 말하는 7개 차크라가 다 뚫리는 것이다. 대주천이 타통된다고 7개 차크라가 다 열리는 것은 아니다. 어떤 책에는 소주천을 7개 차크라에 배대해 적어 놓았던데 이건 잘못이다. 이 관문을 통과해야만 사리가 생기는 것이다. 도가의 용어로는 결단이 된다고 하는 것이다. 밀교에서는 이걸 열어야 대추천이 열렸다고 한다. 필자가 중맥선을 타통했을 때를 잠깐 언급하고 넘어가고자 한다.

3일 단식 겸 용맹정진을 하고 마지막 날 새벽 즈음에 가슴과 복부 사이에서 펑하는 소리와 함께 자줏빛 불꽃과 함께 폭발을 한 뒤에 가슴과 복부 전체가 구멍이 나서 뻥 뚫렸다. 잠시 선정(禪定)에 들었다가 일어난 일이라 이 무슨 일인가 했지만 계속 정진을 했다. 그때

---

28 밀교는 언어로 표현할 수 없는 부처님의 깨달음 자체를 담은 비밀의 가르침이란 뜻이다.

마(魔의) 세력들이 나타나서 그 불길을 끄려고 정신이 없었다. 하지만 나와는 무관한 일인 양 내버려두고 계속 앉았다. 하늘에서 마신(魔神)들이 누구를 하나 호위해서 내려오는데 내관 중에 내가 느끼길 이놈은 마왕급이 되는 모양이라고 여기고 있는데 나의 천목을 떼어내 버리고 또 이어서 단전을 떼어내 버리는 것이었다. 천목을 떼어낸 자리에는 꼭 옛날 엽전같이 번쩍번쩍한 문양이 있는 것을 저 니환궁을 지나 후천경 자리까지 차르르 하고 집어넣는 것이었다. 단전을 떼어 놓을 때는 꼭 우유처럼 생긴 액체가 빠져나갔다.

그렇게 해도 나는 이건 다 환(幻)이다 여기며 미동도 하지 않고 죽은 듯이 앉아 있었다. 그중 하나가 내 숨소리를 확인하는 듯했다. 얼마 후 그들이 다 사라지기도 전에 허공중에서 웃음소리와 함께 큰 엄지손가락 하나가 내려오면서 "하하 수인이 최고야" 하면서 내가 수인을 잡고 마군중들을 물리치는 것을 보고 칭찬을 해주는 듯했다. 그 찰나에 바로 허공중에 명패와 같은 모양 크기의 전광판과 같은 모양으로 숫자가 적혔는데 눈앞에서 몇 번 비치다가 하늘로 올라갔다. 처음엔 뭔가 하고 몰랐는데 그게 바로 그때의 날짜와 시간이었다. 이런 것도 하늘에 기록이 되는 모양이구나라고 생각했다. 아무튼 계속해 정진을 밀어붙였는데 내관을 통해 보이는 것은 계속 산이 나왔다. 34개의 산을 넘었는데 또 다른 마군중들이 나타나 어깨에다 극음지기를 쏘아대어서 할 수 없이 정(定)에서 일어났다. 시간이 아침 9시가 되어갔다. 자시부터 앉았으니 8-9시간 정도를 앉아 있었던 모양이다.

이런 일이 있고 난 후부터 몸통 전체가 기운이 밑에서부터 백회 쪽으로 올라갔다. 도교 수련할 때 중맥선을 타통했을 때 기운의 굵기와는 비교가 안 될 정도로 엄청났다. 이띤 때는 몸 밖으로 몇 미터 주위까지 넓은 범위로 그렇게 기운이 뻗쳐 올라갔다. 전부다가 자색의 기운이었다. 그전에 용문 파에서 단도를 전승받아 수련해서 천선공의 내관교환의 단계에 갔을 때도 이런 상황에까지 도달했는데 이게 바로 중맥선의 완전 타통인 것이다.

앞서 언급한 내용과 같이 수행하는 가운데 일어난 일련의 상황과 경계들이 너무 황당한 일들이라 책 속에 써넣기를 좀 주저했었다. 필자도 마군중이 내 신상에 도래하기 전에는 옛 스님들이 "마군중을 조복 받고" 하는 글귀를 보고 가볍게 생각했다. 곧 마음 가운데 일어나는 망상이 마군중이겠거니 하고 판단했었다. 허나 실제로 수행 중에 경험한 바로는 그게 아니었다. 그들은 끈질기며 아주 악랄하게 수행하는 나를 괴롭히고 방해를 했었다. 이런 상황에 부딪혀 보지 않고서는 도저히 믿을 수 없는 일이다. 이러한 마군중과의 투쟁 끝에 조복을 받으면서 얻어진 경험과 또한 관세음보살이 영적으로 전해주는 가르침에 힘입어 만들어 낸 것이 관음음양오행 12단계 수련법이다.

가르침을 전해 받는 데는 두 가지의 방법이 있다. 스승이 있어 직접 가르침을 받는 사전(師傳)이 있고 영적으로 전해 받는 영전(靈傳)이 있다. 이 영적으로 전해지는 것은 일반 사람들이 믿기 어렵지만 역사적으로 보면 흔히 일어나는 일로 기록되어 있다. 삼차원의 세계에 살고 있는 우리들로서는 믿기 어려운 현실이지만 사차원, 오차원의 세계에서는 실제 상황으로 일어나는 일들이라 가감 없이 책 내용에 적어 놓았다. 종교라는 벽을 넘어서 선입견 없이 있는 그대로 읽어주길 바란다.

 지리산 천은사 선방에 살 때에 기도하고 계시던 스님이 있었는데 공부가 상당한 경지에 갔던 분이셨다. 몇 년 후에 소식을 들어보니 마군중의 관문을 뚫고 나가지 못해 정신이 이상해졌다는 소식을 들었다. 또 몇 년 전에는 우리 주변에 알고 지내던 스님인데 마군중의 고통에 못 견뎌 자살을 하셨다고 했다. 나의 경험에 의하면 마군중이 도래했을 때 화두선은 아무런 힘이 되지 못했다. 수인과 다라니를 염송하고 진기가 일어나는 생사규를 응신적조함으로써 마군중의 관문을 통과했고 지금도 일반영가들 뿐만 아니라 마군중을 천도하고 있다. 공부가 12단계에 이르러야 마군중을 천도시킬 수가 있다. 화두선을 평생 참구해도 견성을 못 하는 이들이 허다하다. 우리 관음음양오행 12단계 수행법에서는 처음 1단계에 소주천이 타통되면서 견성을 하게 된다. 선도(仙道)에서는 소주천이 타통되어도 견성을 하지 못한다. 왜냐하면 그들은 명공에만 신경을 써서 공부를 하는 까닭에 근본인 성품을 궁구해 보지 못하는 까닭이다. 마군중이 도래해 수행하는 사람을 괴롭히고 방해하는 것은 흔하지는 않은 일이지만 간혹 수행하는 사람들에게 일어날 수 있는 일이라 특별히 부록 편에 마군중을 조복 받는 법을 적어 놓았다. 접신이 된 사람들도 이 방법을 사용하면 많은 도움이 될 수 있을 것이다. 이 모두 음양오행의 이치에 따라서 문제를 해결하는 방법이다. 각기 사물의 내부에 오행의 구조가 내재되어 있는 것처럼 몸의 구조나 병의 구조에도 오행이 내재되어 있다.

거의 대부분의 사람들이 사리자가 형성된 것을 사리를 이룬 것으로 착각하듯이 스스로 대주천과 중맥선을 타통했다고 착각한다. 산(山)을 최소한 30개 이상을 넘어서야 중맥선을 타통했다고 본다. 여기서부터는 공부법을 공개할 수가 없다. 성품과 자질을 선별해서 회원이 되어야만 신광아란야에서 이 단계 이후의 공부법을 전수해줄 수가 있다. 앞의 단계까지만 수련해도 평생 병 없이 건강하게 지낼 수 있으니 중생들을 위한 복전이 되는 것이고, 이후의 단계부터는 참 수행자들을 위한 것이므로 그 사람됨을 보아서 선별해서 지도해준다. 이런 연유로 대략의 개요만 소개한다.

6단계 사리를 이루다 (結丹)

우리 관음음양오행 12단계 수행법에서는 오행수인(五行手印)과 천중호흡(天中呼吸)으로 사리를 이룰 수가 있다. 중맥선이 타통되어야만 가능하다. 공부법은 회원으로서 자질과 품성이 갖추어진 자라야 배울 수 있다. 혜명경 주에 보면 이런 글이 있다. 열반경 사구게의 한 단락이다. "연등불이 말씀하시길 생(生)하고 멸(滅)함이 다 멸해 마쳤다."고 했다. 생멸멸이(生滅滅已)한 것은 태중의 숨이 아직 고요하고 안정되지 못해서 굴신하는 이치가 아직 있다는 것이므로 생멸이라 했다. 반드시 무(無)에까지 이르러 그 굴신의 흔적조차 없어짐에 고로 멸해 마쳤다 하는 것이다. 다만 신(神)만 있음을 알고 태중의 기(氣)가 있음을 알지 못한 채 만법귀일이라고 한다. 마음을 요달하는 법은 반드시 도태에 의지해 머물러야 한다. 이른바 법에 돌아간다는 것은 이런 걸 두고 돌아감이라 하는 것이다. 만약 도태와 사리도 진원의 기도 없으면서 억지로 잡념을 없애고 마음에 머물러서는 멸해 마쳤다고, 도를 증득했다고 이르면 이는 망령된 것이라고 했다. 도를 이루려면 먼저 사리를 만들어야 한다. 도가 쪽의 용어를 빌면 결단도 이루지 못하고 신선을 이룬다는 것은 있을 수 없는 일이라고 할 수 있다. 사리를 이루는 공법은 참으로 다양하게 많다. 그리고 좀 복잡한 편이다. 허나 우리 관음음양 12단계에서는 쉽게 이룰 수가 있다. 물론 수행법에 따라 배워야만 가능한 일이다. 영보필법에 보면 단(丹) 또한 여러 가지다. 인선공을 마치고 지선공에 이르면 옥액환단 단계에서 소환단, 대환단, 칠반단, 구전단 그리고 제7법으로 올라가면 금액환단이 있다. 초학자들이 익히는 인선공(人仙功)을 제외하고도 인선공(人仙功)의 사 단계 필배음양[29], 취산수화[30], 교구용호[31], 소련단약[32]이 있고 지선공(地仙功)의 삼 단계 주후비금정[33], 옥액환단, 금액환단이 있고 최상승인 천선공(天仙功)의 3단계 조원연기, 내관교환, 초탈분형이 있다. 모두 합해서 10법인데 단계별로 분류하면 인선공이 17단계 지선공이 17단계 천선공이 13

---

[29] 필배음양이란 음과 양을 짝하는 것을 말함. 공간으로는 위는 하늘로서 양이고 아래는 땅으로서 음으로 짝하고 시간으로는 일년 사계절 춘하추동 온량한열로서 음양이 서로 짝함을 말한다.(보루, 축기의 과정이다.)

[30] 동지 전에는 취양(聚陽)해서 일양이 생하도록 공고히 하고 동지 후는 산양(散陽)해서 양이 완전히 오르도록 하는 것.(보루, 축기되어진 몸을 양기는 상승하게 하고 음기는 하강시켜 때에 맞게 움직이게 한다.)

[31] 심과 신의 기액이 교합한 뒤에 신수(腎水) 중의 진기와 심기(心氣) 중의 진수가 교합하는 것을 말한다.

[32] 진양이 진음을 만나 상성하고 진음은 진양을 얻어 상생한다. 인체 내면 깊숙한 곳의 물질 혹은 에너지원을 엉겨 모아서 새로운 물질과 에너지를 형성하는 것.(화후의 조절이 중요하다.)

[33] 원기가 개통되어서 임독 양맥이 운행되는데 최종적으로 임독 양맥이 아무 막힘이 없이 창통하게 되는 것.

사법(瀉法)오행수인(五行手印)

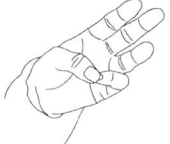
1) 玄武保元印 ('수'의 사기(邪氣)를 사하는 수인)
   (五星 중 水星의 기운을 받아서 체내의 사기를 제거한다.)

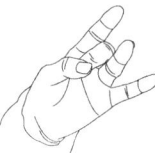
2) 赤帝回宮印 ('화'의 사기를 사하는 수인)
   (五星 중 火星의 기운을 받아서 체내의 사기를 제거한다.)

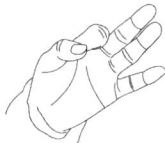
3) 靑龍騰雲印 ('목'의 사기를 사하는 수인)
   (五星 중 木星의 기운을 받아서 체내의 사기를 제거한다.)

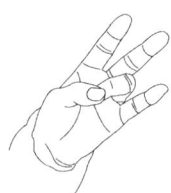
4) 白虎歸山印 ('금'의 사기를 사하는 수인)
   (五星 중 金星의 기운을 받아서 체내의 사기를 제거한다.)

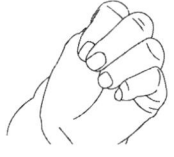
5) 四神護坤印 ('토'의 사기를 사하는 수인)
   (五星 중 土星의 기운을 받아서 체내의 사기를 제거한다.)

※사법오행 수인은 도교 용문파에서 성진(星陣)에 사용하는 수결과 같지만 그 쓰임새는 다르다.

단계로 전부 47단계이다. 처음 보면 마치 배도 없는데 망망대해 앞에 서서 저 바다를 어떻게 건너갈까 하고 입을 쩍 벌리고 있는 기분이다. 아무튼 천선공 제 9법인 내관교환(內觀交換)의 단계까지 성취를 하고 제주 관음사 동안거 결제에 들어갔다가 마군중이 도래해 마군중과 2년간의 투쟁 끝에 마군중을 조복 받고 관세음보살님의 가르침으로 관음음양 조절법, 12체질 분류법, 관음음양오행 12단계 수행법을 만들어서 세간에 선보이게 되었다. 아무튼 30여 년 부처님 밥 먹은 값을 할 수 있게 되어 마음 뿌듯하다.

◆ 5단계 - 6단계 사법(瀉法)오행수인과 천중호흡

水金土火木 - 수렴 Ⅰ형

水土木金火   火水土木金
金火水土木   水土木金火
土木金火水   土木金火水
火水土木金   木金火水土
木金火水土   金火水土木

金火水土木   木金火水土
火水土木金   金火水土木
水土木金火   火水土木金
土木金火水   水土木金火
木金火水土   土木金火水

土木金火水
木金火水土
金火水土木
火水土木金
水土木金火

🌑 水金土火木 – 수렴 Ⅱ형

水土木金火   火水土木金
金木土水火   水土木金火
土木金火水   土木金火水
火水土木金   木金火水土
木金火水土   金木土水火

金木土水火   木金火水土
木金火水土   金木土水火
土木金火水   火水土木金
水土木金火   水土木金火
火水土木金   土木金火水

土木金火水
木金火水土
金木土水火
火水土木金
水土木金火

水木火土金 - 발산형

水火金木土　　　　　　　土水火金木
木土水火金　　　　　　　水火金木土
火金木土水　　　　　　　火金木土水
土水火金木　　　　　　　金木土水火
金木土水火　　　　　　　木土水火金

木土水火金　　　　　　　金木土水火
土水火金木　　　　　　　木土水火金
水火金木土　　　　　　　土水火金木
火金木土水　　　　　　　水火金木土
金木土水火　　　　　　　火金木土水

火金木土水
金木土水火
木土水火金
土水火金木
水火金木土

火木水金土 - 수렴형

火水土木金   金火水土木
木金火水土   火水土木金
水土木金火   水土木金火
金火水土木   土木金火水
土木金火水   木金火水土

木金火水土   土木金火水
金火水土木   木金火水土
火水土木金   金火水土木
水土木金火   火水土木金
土木金火水   水土木金火

水土木金火
土木金火水
木金火水土
金火水土木
火水土木金

🔸 火土金水木 - 발산형

火金木土水　　　　水火金木土
土水火金木　　　　火金木土水
金木土水火　　　　金木土水火
水火金木土　　　　木土水火金
木土水火金　　　　土水火金木

土水火金木　　　　木土水火金
水火金木土　　　　土水火金木
火金木土水　　　　水火金木土
金木土水火　　　　火金木土水
木土水火金　　　　金木土水火

金木土水火
木土水火金
土水火金木
水火金木土
火金木土水

木水金土火 - 수렴형

木金火水土　　　　　土木金火水
水土木金火　　　　　木金火水土
金火水土木　　　　　金火水土木
土木金火水　　　　　火水土木金
火水土木金　　　　　水土木金火

水土木金火　　　　　火水土木金
土木金火水　　　　　水土木金火
木金火水土　　　　　土木金火水
金火水土木　　　　　木金火水土
火水土木金　　　　　金火水土木

金火水土木
火水土木金
水土木金火
土木金火水
木金火水土

木火土金水 - 발산형

木土水火金 　　　金木土水火
火金木土水 　　　木土水火金
土水火金木 　　　土水火金木
金木土水火 　　　水火金木土
水火金木土 　　　火金木土水

火金木土水 　　　水火金木土
金木土水火 　　　火金木土水
木土水火金 　　　金木土水火
土水火金木 　　　木土水火金
水火金木土 　　　土水火金木

土水火金木
水火金木土
火金木土水
金木土水火
木土水火金

金土火木水 - 수렴 Ⅰ형

金火水土木　　　　　木金火水土
土木金火水　　　　　金火水土木
火水土木金　　　　　火水土木金
木金火水土　　　　　水土木金火
水土木金火　　　　　土木金火水

土木金火水　　　　　水土木金火
木金火水土　　　　　土木金火水
金火水土木　　　　　木金火水土
火水土木金　　　　　金火水土木
水土木金火　　　　　火水土木金

火水土木金
水土木金火
土木金火水
木金火水土
金火水土木

金土火木水 – 수렴 Ⅱ형

金火水土木　　　　　木金火水土
土木金火水　　　　　金火水土木
火水土木金　　　　　火水土木金
木金火水土　　　　　水火金木土
水火金木土　　　　　土木金火水

土木金火水　　　　　水火金木土
木金火水土　　　　　火水土木金
金火水土木　　　　　金火水土木
火水土木金　　　　　木金火水土
水火金木土　　　　　土木金火水

火水土木金
水火金木土
土木金火水
木金火水土
金火水土木

🌸 金水木火土 - 발산형

金木土水火　　　　　　火金木土水
水火金木土　　　　　　金木土水火
木土水火金　　　　　　木土水火金
火金木土水　　　　　　土水火金木
土水火金木　　　　　　水火金木土

水火金木土　　　　　　土水火金木
火金木土水　　　　　　水火金木土
金木土水火　　　　　　火金木土水
木土水火金　　　　　　金木土水火
土水火金木　　　　　　木土水火金

木土水火金
土水火金木
水火金木土
火金木土水
金木土水火

🌸 土火木水金 - 수렴형

土木金火水　　　水土木金火
火水土木金　　　土木金火水
木金火水土　　　木金火水土
水土木金火　　　金火水土木
金火水土木　　　火水土木金

火水土木金　　　金火水土木
水土木金火　　　火水土木金
土木金火水　　　水土木金火
木金火水土　　　土木金火水
金火水土木　　　木金火水土

木金火水土
金火水土木
火水土木金
水土木金火
土木金火水

土金水木火 - 발산형

土水火金木　　　　　木土水火金
金木土水火　　　　　土水火金木
水火金木土　　　　　水火金木土
木土水火金　　　　　火金木土水
火金木土水　　　　　金木土水火

金木土水火　　　　　火金木土水
木土水火金　　　　　金木土水火
土水火金木　　　　　木土水火金
水火金木土　　　　　土水火金木
火金木土水　　　　　水火金木土

水火金木土
火金木土水
金木土水火
木土水火金
土水火金木

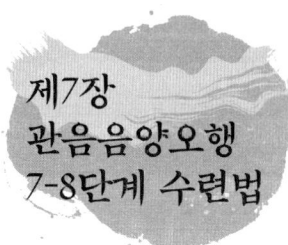

7단계 삼원귀일(三元歸一)[34]하여 감로를 얻다

때에 따라 액체의 상태일 때도 있지만 내관을 통해 보는 몸은 거의 자색의 기운이다. 이 자색의 기운이 대법륜을 굴리는 가운데 사리가 **하전 → 중전 → 상전**으로 올라가면서 저절로 머리가 들려진다. 이때 의념을 절대 사용해서는 안 된다. 노자 왈 "無欲而觀其妙 有欲而觀其徼"이라 하지 않았던가, 들려진 머리의 상태로 신광으로 고요히 백회를 관하고 있으면 참으로 묘함을 볼 수 있다 백회혈에서 엉긴 감로 한 방울이 니환궁으로 똑 떨어진다. 이게 바로 삼원귀일(三元歸一)하여 감로를 얻은 제 7단계를 성취한 증험이다. 영보필법의 지선공 단계를 보면 이런 말이 있다. 지선공은 신을 화로로 삼고 기로써 약으로 하며 해를 불로하고 달을 물로 해서 어두운 바다에서 보배를 찾아 행공망월(行空望月)하고 음양상합을 이룬다고 했다. 하전을 용궁으로 보면 어두운 바다에 보배가 있는 곳이다. 신광으로

---
34 삼원은 하단전, 중단전, 상단전을 말하는 것으로 세 곳의 단이 상단전에 모이는 것을 말한다.

고요히 백회를 관하니 이 어찌 행공망월이 아닌가. 감로 한 방울 엉겨서 똑 떨어지니 바로 음양상합의 징조가 아니던가.

공부단계가 이곳까지 오면 이제 상승공부의 초입에 들어오는 것이다. 여기에서 더 나아가면 자신우주의 보호막이라 할 수 있는 인체우주의 공간이 형성된다. 신체 밖으로 타원형 모양의 공간이 형성되고 기혈 부위는 외부와의 기운이 통하게 뚫려 있다. 밀교에서 보면 꼭 차크라의 위치에 각기 구멍이 뚫려 있는 셈이다. 이 뚫려 있는 기혈의 사이로 다른 기운이 들어오려고 해서 필자는 계속되는 이 기운이 마군중의 속임수가 아닌가 해서 그 기운을 받지 않고 천목의 신광으로 물리쳐 버렸다. 나중에 9단계 공부를 성취한 후에 안 일이지만 그건 바로 음양과 오행들의 기운이었다. 그 기운을 받아서 자기 본신의 기운과 화합을 시켜야만 되는데 마군중의 공격이라 오해를 해 물리친 결과 9단계의 공부 성취가 늦어지게 되었다.

몇 번의 시행착오를 거쳐 어느 날 고요히 관조하는 중에 이런 생각이 일어났다. 외부에서 들어오려고 하는 기운을 마군중의 짓이라고 여기고 계속해서 물리치는 것 또한 망상이요, 생각을 일으키는 것이라 여기고 모든 것을 딱 놓아버렸다. 함이 있는 유위법을 사용해서 될 때가 있고 무위법을 사용할 때가 있는 것이다. 명대 장삼풍(張三豊) 진인은 현기직강(玄機直講)에서 말하길 "도에 나아가고자 한다면 유위법에 집착해서는 안 된다. 이 모두가 후천적인 것이다. 지금의 선문(仙門)을 보면 대부분 이런 폐단에 걸려 있다. 고로 세상엔 전진(全眞)이 드문 것이다. 또한 무위법에 집착해서도 안 된다. 무위법은 쉽게 완공(頑空)에 떨어진다. 지금의 불문(佛門)을 보면 많은 수가 이 폐단에 걸려 있다. 고로 천하에 불자가 적음이라 이 도에 나아가지 못함은 도의 이치에 밝지 못하기 때문이다."고 했다. 유, 무위법을 때에 맞춰 적절히 잘 사용함이 도의 이치에 밝음이요 도덕경에서 말하는 "無欲而觀其妙 有欲而觀其徼" 하는 것이다. 이런 방법으로 가야만이 도가 가까이에 있게 되는 것이다. 허나 유위법인 명공을 닦는 것은 밀교에서나 보는 것이고 지금 우리 불가의 현실은 선종에서는 달마대사 이후로 본래는 성명(性命)공부[35]를 다 전해주었으나 오직 명(命)의 공부만은 의발을 전해주는 전법자에게만 전해지다 육조 혜능 이후로는 무위법인 성공(性空)만 전해지고 명공(命空)은 전해지지 않아 우리 선종에서 명을 닦는 공부는 이때부터 끊어져 버린 것으로 보인다. 육조 혜능 대사가 말씀하시기를 "후대에는 도에 밝은 자는 많아도 도를 행하는 자는 적고 도를 닦는 사람은 많아도 도를 이루는 이는 적을 것이다"라고 했다. 여동빈 조사는 "성만 닦고 명을 닦지 않는다면 이는 수행의 제일 큰 병이다" 라고까지 했다. 처음 공부에 착수했을 때는 유위법으로 들어갔다가 그다음에 무위법으로 갈아타고 두루 익히고 난 뒤 유무위법을 다 놓아버리고 공부가 바로 하나를 얻은 경지가 도법자연(道法自然)에 진입한 것이 아니겠는가. 아무튼 대도는 무문(無門)이라, 이거다 하는 딱 정해진 것은 이미 도가 아니리니 부디 두루 익혀 공부가 무르익으면 도에 이치가 밝을 것이니 나아가고 나아가길 멈추지 않기를 바란다.

---

[35] '성(性)이란 심에 뿌리를 두고 있는데, 심의 움직임은 곧 화(火)이다. 명(命)이란 것은 신(腎)에 뿌리를 두고 있는데, 신의 움직임은 곧 수(水)이다. 모친에게서 태어날 때 갖추고 있던 원기인데 기가 움직이면 변하여 물이 된다. 뜻인 화를 가져 명이 자리하고 있는 기해단전을 관하고 있으면 화가 곧 수에 들어감이라. 혜명(慧命)이 새어나가지 않고 사리자를 얻게 된다.'고 혜명경에서 말하고 있음.

8단계 탈범입선(脫凡入仙)하다

　인체는 일반적인 육안으로 보는 형태는 한 덩어리로 연결되어 있지만 천안으로 보는 기의 형태에서는 앞뒤 판과 좌우의 판으로 나누어져 있다. 앞뒤 판은 경선(經線)이요, 좌우 판은 위선(緯線)으로 연결되어 있다. 대주천이 타통될 때 위선까지도 나타나 수평의 상태로 돌아가는 것이 보인다. 이 위선은 사람에 따라 약간의 위치 차이는 있다. 그건 기혈의 위치가 사람마다 조금씩 차이가 나기 때문이다. 필자가 위선이 돌아가는 것을 유심히 관찰한 결과 백회에서 회음까지 마치 고리와 같은 상태로 13군데가 되었다. 그 당시 스승이 말씀하시길 위선의 정확한 위치는 타인에게 알려주면 안 된다고 했다.
　아무튼 대주천과 중맥선을 타통하고 위선도 다 타통됐다 여기고 여태껏 수행을 해왔는데, 공부가 8단계에 와서야 앞뒤의 판이 완벽히 열렸음을 알게 되었다. 상현일(上弦日)이나 하현일(下弦日) 일 때 몸이 반쪽으로 나타나는 연유가 바로 여기에 있다. (내관을 통해서 볼 때) 그럼 좌우의 판은 어느 때에 확실히 완벽하게 열릴까? 나중에 10단계에서 자세히 언급하겠지만 인체의 좌우 판은 10단계에 가서야 확실하게 완전히 타통된다. 이렇게 몸이 확실하게 만들어지고 음소양장(陰消陽長)이 되어서야 불자가 화신을 나투는 수준에 이를 수 있는 준비를 하는 것이다. 도교 쪽 용어로 말하면 바로 양신출각인 것이다.
　8단계에서 몸 전체가 통째로서의 기가 땅 가운데로부터 하늘 위까지 도도히 흘러 쭉 뻗어난다고 생각하면 된다. 그야말로 천인합일인 것이다. 천지가 내 속에 있고 내가 천지의 일부분인 그런 상태를 체험하게 될 것이다. 이 단계에 와시야 비로소 범부의 속됨을 벗이던지고 신선의 계열에 입문하게 된다. 그러나 이건 아직은 완전한 단계에 들어선 것은 아니다. 같은 인간이라도 어린아이와 어른의 공용(功用)이 다르고 동산에서 막 떠오르는 일출과 중천에 떠 있는 해의 공용 또한 다른 것과 같다. 중천에 떠 있는 태양은 모든 만물을 다 비추어 줄 수가 있지만 지금 막 떠오르는 해는 만물을 다 비춰주지 못하는 것과 같다. 공부가 9단계를 성취해야만 완전하다고 할 수 있다. 이때부터는 모든 것에 대한 자비로운 마음이 마음 밑바닥으로 부터 싹트기 시작한다. 물질에 대한 집착함 또한 자연적으로 담백해지기 시작한다. 그야말로 속태를 벗기 시작하는 것이다. 의식을 사용해서 그런 것이 아니고 자연적으로 그런 마음가짐이 생겨나게 된다. 비로소 참다운 수행인 것이다. 수행이란 뜻은 부서지고 모난 부분을 잘 고쳐서 원만하게 하고 그 원만함을 가져서 실천해 나감이다. 비록 대각을 성취해도 그 행이 없으면 아무 가치가 없는 것이다.

각설하고 이 단계에서는 사물로부터 매임에 벗어나는 단계라 색자재천(色自在天)에 올랐다고 볼 수 있다. 삼계에서 하단전을 욕계라 하고 중단전을 색계라 하고 상단전을 무색계라 한다. 앞 단계에서 이미 감로 한 방울을 얻어 정진해서 범부의 속된 탈을 벗어버리고 선계에 입문을 했으니 이 어찌 색자재천에 노님이 아니더냐. 그리고 이 단계에서는 천중호흡(天中呼吸)을 하는데 이 천중호흡은 7단계 수행법부터 사용한다. 1단계부터 6단계까지는 범식(凡息)을 사용해서 호흡했는데 이 범식을 하는 목적은 진식(眞息)을 끌어내기 위한 수단이다. 주천(周天)이 타통되고 난 뒤부터 호흡을 간간이 코, 입으로 하지 않는 내행호흡이 일어난다. 이것이 바로 진식이다. 이 진식이 일어나면 무조건 아주 좋은 기회라 여기고 그냥 가부좌하고 앉아 수심정좌를 해야 한다. 고요히 관을 해보라. 어디서부터 숨을 받아들이고 어디로 숨이 나가는지. 이것을 알아야만 태식(胎息)의 비밀을 알 수 있다.

또한 천지의 정기를 마음대로 가져올 수 있으며 나의 진기를 천지자연에 뺏기지 않는 수명을 연장하는 약을 매일 먹을 수 있게 된다. 신선이 되는 이치가 이곳에 있다. 한국의 선도(仙道)에 관한 책자를 보면 하나같이 진식을 태식이라고 잘못 알고 있다. 이 진식과 태식은 엄연히 다르다. 태식을 한다고 망언을 하지 마라. 한번 시험 삼아 물속에 들어가 보라. 태식이 되면 호흡이 자재할 것이고 간간이 되는 진식이면 물속에서 호흡이 자재하지 못할 것이다. (숨이 가빠 바로 뛰쳐나올 것이다.)

구조[36]비전(邱祖秘傳) 대단직지(大丹直指)에 보면 이런 글이 있다. "기로 하여금 호흡을 할 때 근원의 꼭짓점까지 해라. 들숨은 밖에서부터 안으로 들어옴이요 날숨도 또한 안에다 들임이다. 들숨은 곧 자궁옥동(子宮玉洞)으로 부터 옴이요, 날숨은 곧바로 머리 꼭대기 정수리까지 올라감이다. 호흡이 선회하면서 일기(一氣)가 됨에 바로 태식을 이룸이다. 비록 그러할진대 한 기운이 어떻게 태식을 이루

---

[36] 구처기(邱處機)를 말함. 원대 도사. 용문파 창시자. 왕중양의 제자로 마단양, 손불이, 학대통, 왕처일, 유처현, 담처단과 함께 역사적으로 북칠진자(北七眞子)라 일컫는다.

는가? 대개 호흡을 오래도록 하면 단지 한 호흡만이 안에 있음을 느끼게 된다. 오래노록 순숙하게 해서 그 기운이 급촉하지 않음을 느끼고 마치 아기가 어미 배에 있을 때와 같을 때 이게 바로 태식인 것이다. 다만 범부들은 들숨만 안에 들이는 줄 알고 날숨 또한 안으로 들이는 줄 알지 못한다. 이것을 알면 천지의 정기를 뺏어 오는 것이니 이후에라야 바야흐로 해를 더하는 장생약(長生藥)을 얻음이라 한다."라고 말했다. 이로 보건대 한 번씩 진식이 되는 걸 가지고 태식이 된다고 생각하는 우는 범하지 말길 바란다.

각설하고 우리 관음음양오행 12단계 수행법에서는 먼저 천중호흡이 자재로이 되어야만 태식 수련을 보다 쉽게 접할 수가 있게 된다. 9단계 공부법부터는 모두가 태식의 상태에서 수련을 해야 하므로 이 천중호흡법은 아주 중요한 호흡이라 할 수가 있다. 이 호흡으로 신체의 앞뒤 판을 완전히 타통하고 나면 태식 수련이 훨씬 쉬워진다. 앞의 글에 나와 있는 것과 같이 들숨과 날숨을 모두 안으로 갈무리하니 바로 음양교합이 되지 않겠는가. 들숨은 음이요 날숨은 양이다. 이 음양이기(陰陽二氣)가 모두 안으로 갈무리되니 어찌 장생약이 아니겠는가? 이 단락의 문장을 몇 번이고 반복해서 보고 뜻을 새기고 외우다 보면 홀연히 얻는 바가 적지 않을 것이다. 공부를 지어 감에는 우직하게 노력만 해나간다고 능사가 아니다. 교(巧)와 묘(妙)를 아주 적절히 잘 사용할 때 비로소 대도에 계합하는 길이 가까울 수 있게 되는 것이다.

◆ 7단계 - 8단계 상극 반절과 천중호흡

水金土火木 - 수렴 Ⅰ형

水土木金火   火水土木金
水土木金火   火水土木金
水土木金火   火水土木金
水土木金火   火水土木金
水土木金火   火水土木金

金火水土木   木金火水土
金火水土木   木金火水土
金火水土木   木金火水土
金火水土木   木金火水土
金火水土木   木金火水土

土木金火水
土木金火水
土木金火水
土木金火水
土木金火水

水金土火木 - 수렴 Ⅱ형

水土木金火   火水土木金
水土木金火   火水土木金
水土木金火   火水土木金
水土木金火   火水土木金
水土木金火   火水土木金

金木土水火   木金火水土
金木土水火   木金火水土
金木土水火   木金火水土
金木土水火   木金火水土
金木土水火   木金火水土

土木金火水
土木金火水
土木金火水
土木金火水
土木金火水

水木火土金 – 발산형

水火金木土　　　　　土水火金木
水火金木土　　　　　土水火金木
水火金木土　　　　　土水火金木
水火金木土　　　　　土水火金木
水火金木土　　　　　土水火金木

木土水火金　　　　　金木土水火
木土水火金　　　　　金木土水火
木土水火金　　　　　金木土水火
木土水火金　　　　　金木土水火
木土水火金　　　　　金木土水火

火金木土水
火金木土水
火金木土水
火金木土水
火金木土水

火木水金土 - 수렴형

火水土木金 　　　　　　金火水土木
火水土木金 　　　　　　金火水土木
火水土木金 　　　　　　金火水土木
火水土木金 　　　　　　金火水土木
火水土木金 　　　　　　金火水土木

木金火水土 　　　　　　土木金火水
木金火水土 　　　　　　土木金火水
木金火水土 　　　　　　土木金火水
木金火水土 　　　　　　土木金火水
木金火水土 　　　　　　土木金火水

水土木金火
水土木金火
水土木金火
水土木金火
水土木金火

火土金水木 – 발산형

火金木土水　　　　　水火金木土
火金木土水　　　　　水火金木土
火金木土水　　　　　水火金木土
火金木土水　　　　　水火金木土
火金木土水　　　　　水火金木土

土水火金木　　　　　木土水火金
土水火金木　　　　　木土水火金
土水火金木　　　　　木土水火金
土水火金木　　　　　木土水火金
土水火金木　　　　　木土水火金

金木土水火
金木土水火
金木土水火
金木土水火
金木土水火

🌀 木水金土火 – 수렴형

木金火水土　　　　　　土木金火水
木金火水土　　　　　　土木金火水
木金火水土　　　　　　土木金火水
木金火水土　　　　　　土木金火水
木金火水土　　　　　　土木金火水

水土木金火　　　　　　火水土木金
水土木金火　　　　　　火水土木金
水土木金火　　　　　　火水土木金
水土木金火　　　　　　火水土木金
水土木金火　　　　　　火水土木金

金火水土木
金火水土木
金火水土木
金火水土木
金火水土木

木火土金水 - 발산형

木土水火金　　　　　金木土水火
木土水火金　　　　　金木土水火
木土水火金　　　　　金木土水火
木土水火金　　　　　金木土水火
木土水火金　　　　　金木土水火

火金木土水　　　　　水火金木土
火金木土水　　　　　水火金木土
火金木土水　　　　　水火金木土
火金木土水　　　　　水火金木土
火金木土水　　　　　水火金木土

土水火金木
土水火金木
土水火金木
土水火金木
土水火金木

金土火木水 – 수렴 Ⅰ형

金火水土木　　　　　　木金火水土
金火水土木　　　　　　木金火水土
金火水土木　　　　　　木金火水土
金火水土木　　　　　　木金火水土
金火水土木　　　　　　木金火水土

土木金火水　　　　　　水土木金火
土木金火水　　　　　　水土木金火
土木金火水　　　　　　水土木金火
土木金火水　　　　　　水土木金火
土木金火水　　　　　　水土木金火

火水土木金
火水土木金
火水土木金
火水土木金
火水土木金

金土火木水 - 수렴 Ⅱ형

金火水土木　　　　　　木金火水土
金火水土木　　　　　　木金火水土
金火水土木　　　　　　木金火水土
金火水土木　　　　　　木金火水土
金火水土木　　　　　　木金火水土

土木金火水　　　　　　水火金木土
土木金火水　　　　　　水火金木土
土木金火水　　　　　　水火金木土
土木金火水　　　　　　水火金木土
土木金火水　　　　　　水火金木土

火水土木金
火水土木金
火水土木金
火水土木金
火水土木金

🏵 金水木火土 - 발산형

金木土水火　　　　　　火金木土水
金木土水火　　　　　　火金木土水
金木土水火　　　　　　火金木土水
金木土水火　　　　　　火金木土水
金木土水火　　　　　　火金木土水

水火金木土　　　　　　土水火金木
水火金木土　　　　　　土水火金木
水火金木土　　　　　　土水火金木
水火金木土　　　　　　土水火金木
水火金木土　　　　　　土水火金木

木土水火金
木土水火金
木土水火金
木土水火金
木土水火金

土火木水金 – 수렴형

土木金火水   水土木金火
土木金火水   水土木金火
土木金火水   水土木金火
土木金火水   水土木金火
土木金火水   水土木金火

火水土木金   金火水土木
火水土木金   金火水土木
火水土木金   金火水土木
火水土木金   金火水土木
火水土木金   金火水土木

木金火水土
木金火水土
木金火水土
木金火水土
木金火水土

🌸 土金水木火 – 발산형

土水火金木　　　　　　木土水火金
土水火金木　　　　　　木土水火金
土水火金木　　　　　　木土水火金
土水火金木　　　　　　木土水火金
土水火金木　　　　　　木土水火金

金木土水火　　　　　　火金木土水
金木土水火　　　　　　火金木土水
金木土水火　　　　　　火金木土水
金木土水火　　　　　　火金木土水
金木土水火　　　　　　火金木土水

水火金木土
水火金木土
水火金木土
水火金木土
水火金木土

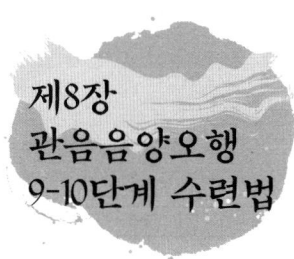

제8장
관음음양오행
9-10단계 수련법

9단계 음양오행의 신과 화합하다

　음부경에 이르길 "하늘에 오적(五賊)이 있나니 이를 보는 자는 창성할 것이다."라고 했다. 이것은 바로 수(水), 화(火), 목(木), 금(金), 토(土)의 오행이다. 하늘은 음양오행으로 만물을 기르고 변화시키며 기로서 모양을 이룬다. 인간은 이 기를 받아서 성장한다. 허나 양이 다하고 음이 생긴 후부터 선천이 후천에 들어감으로써 오행이 서로 화합하지 못하고 서로 해치며 각기 하나씩 그 성을 가지게 되었다. 목은 금을 도적으로 삼고 금은 화를 화는 수를, 수는 토를, 토는 목을 도적으로 삼는다. 이것이 이른바 하늘의 오적이다. 이 오적을 사람들은 일용 중에 쓰면서도 알지를 못한다. 그 기에 순행함으로써 태어나고 죽고, 죽고 다시 태어나고 해서 생사가 끊임이 없는 것이다.
　9단계의 공부법은 바로 이 음양오행의 기운을 나의 기운과 화합하게 해서 자연과 내가 하나가 되는 단계다. 공부가 이 단계까지 오면 스스로의 인체우주 밖으로 기운들이 감지된다. 그러한 기운들이 있어도 의식을 일으키지 말고 그대로 영명한 한 기운만을 유지해가다 보면 그 영명한 기운조차도 없고 정에 들게 된다. 이를 바탕으로 해서 천지 안에 내재되어 있는 음양오행의 기운을 나와 화합을 시킬 수가 있게 된다. 나는 이 기운을 인격화해서 음양이신(陰陽二神)과 오행지신(五行之神)이라 이름했다. 아무튼 도법자연(道法自然)이라 했다.

  도는 자연을 본받는다고 했듯이 무아(無我)가 되었을 때 비로소 자연의 상태를 알게 될 것이고 이 자연의 상태를 알아야 바로 천지자연의 기운과 내가 화합하게 되는 것이다. 자연의 상태를 알았다는 것은 바로 자연의 상태에 들었다는 것이다. 이곳에 이르러서야 비로소 마군중을 조복 받을 수 있게 된다. 사기(邪氣)가 더러 침범을 해오긴 하지만 자재로이 임의대로 물리칠 수가 있다. 필자도 매일 하루 다섯 차례씩 정진을 했다. 인시, 사시, 미시, 유시, 해시 이렇게 다섯 차례 참선과 관음음양 조절법을 수행해서 완전히 마군중을 조복 받게 된 것이다.

  자연의 힘도 많은 도움이 되었다. 이곳 송정에다 신광아란야를 개설한 후 매일 자연환기법을 수련하면서 백사장을 걷고 죽도에 올라간 뒤엔 평형공과 태극권, 칠성보, 팔괘보 등을 수련하고 사시 정진 시간에 맞추어 내려왔다. 2년을 매일같이 이렇게 하니 이제 제법 안면이 있어 안다고 인사를 하는 이들이 많아졌다. 이곳에다 토굴을 정하게 된 데에는 일화가 있다. 죽도공원 정상에서 칠성보와 팔괘보를 수련을 하고 태극권 수련을 막 끝냈을 때 노인 한 분이 박수를 쳐

주면서 자기가 처음부터 끝까지 지켜보았는데 너무 멋지다고 하면서 자기가 송정에 건물이 하나 있는데 건물 맨 위층이 비어 있으니 도장을 하나 개원하시는 게 어떠냐고 하였다. 자기도 건강삼아 배우고 싶다고 하면서 간곡히 청을 했다. 그것도 임대료도 받지 않고! 무료로 장소를 대여해주겠단다. 그때까지만 해도 중국에 들어가서 다시 동굴수행을 하려고 마음먹고 있던 때라, 나는 스님 신분이라 도장을 개원하는 것은 맞지가 않다고 거절을 정중히 했다. 그럼에도 불구하고 그 노인분은 나에게 명함을 건네주면서 꼭 연락을 바란다고 했다.

별생각 없이 며칠 지난 뒤에 신도님한테 이런 사연을 이야기했더니 그 건물을 한번 보자고 한다. 그렇게 좋은 인연을 왜 마다하냐고 해서 얼떨결에 그 노인께 연락을 해서 집을 보게 되었다. 와서 본 결과 맨 위층에 두 칸의 건물이 있는데 나한테 무상으로 쓰라고 하는 데는 너무 기운이 안 좋아서 마음에 들지 않아 옆에 것을 한번 보자고 했더니 보여주시면서 이곳은 민박을 하는 데라 수입창출을 하는 곳이라 빌려줄 수 없단다. 기운이 먼저 본 건물보다는 훨씬 좋아서 내가 말하길 이곳을 내가 적정한 돈을 드릴 테니 사용하자고 했다. 어쨌든 겨우 승낙을 얻고 이곳에다 나의 수행 처소를 삼게 된 것이다.

여동빈 조사가 수행했던 동굴로 유명한 조진동에서 내가 몇 년 전 수행을 했었는데 몸속에서 삼시구충(三尸九蟲)도 나왔었고(어떤 책에는 약물을 사용하거나 경신일 등에 잠을 자지 않고 수련해서 없앴다고 하는 설명이 있으나 수행을 잘하면 이 삼시구충이 몸에서 터져 나온다.) 선반(旋盤)도 자주 일어났고(가부좌한 채로 몸이 돌아감) 수월하게 선정에 들어간 경험이 있어서 그 동굴에 다시 가서 정진해서 마군중을 소복 받아야겠다는 생각을 하고 있었다. 헌데 참으로 묘한 인연으로 이곳에다 토굴을 삼게 되었다.

돌이켜 보건대 25년 전 통도사 극락암 선원에서 동안거를 날 적에 한경계가 와서 송(頌하)기를

마음과 마음이 본래가 공하거늘	心心本是空
마음이 어디에서 생겼나 묻지를 마라	莫問何處生
밤 달은 천지를 비추는 속에	夜月煦天地
차가운 겨울바람, 대숲을 흔드는도다.	寒風搖竹林

이를 계기로 모든 공안(公案)들이 풀어져 버려 의심이 없어졌다. 그러나 그 광기로 몇 년이 지났음에도 불구하고 여전히 구하는 마음과 헐떡거림이 멈추질 않아 이건 확실한 공부가 아니다 여기며 고뇌하게 되었다. 그런 중에서도 몇 년간 사찰 주지 소임을 살다가 급기야 중국으로 유학을 가게 되었다. 뭔가 성명쌍수를 닦는 공부가 있을 텐데 하고 찾게 된 것이 바로 도교의 단도수련(丹道修煉)이었다. 산동중 의학대학을 다니면서 인체를 알게 되었고 단도 수련을 하면서 명공(命功)에 대한 수련을 체득하고 보니, 내가 여태껏 반쪽짜리 공부를 했구나라는 것을 깨닫게 되었다. 〈주역 계사전〉에 이르길 일음일양(一陰一陽)이 도(道)라 했는데 일양에 속하는 진기(眞氣)에 대한 공부가 없이 일음에 속하는 음신(陰神)인 마음만을 추구했으니 한 소식 깨쳐본들 성공(性功)에만 치우친 반쪽의 공부였다. 이런 연유로 주역참동계와 혜명경을 자주 보게 되었고 왕중양의 오편영문, 구처기의 대단직지, 장삼풍의 태극 연단 비결 등을 열람하면서 도교의

사원을 찾게 되었다. 그 후로 중국 도교의 최대 방파인 용문파(龍門派)와 인연을 맺게 되어, 참선과 같이 병행하면서 수련을 함으로써 참다운 성명쌍수의 공부 길에 들어서게 된 것이었다. 소천석의 도가(道家) 양생학개요에 이런 글이 있다. "금단(金丹)이란 다만 가명일 뿐이다. 가짜를 세워서 참된 것을 밝히고 가를 빌려서 참됨을 닦는 것이다. 이런 이치에 밝으면 가히 바로 해탈하는 것이다. 만약 망령된 것에 미혹해 있음(有)에 집착하고 상(相)에 집착하고 법(法)에 걸려있다면 능히 원통자재하지 못할 것이며 아무런 이익이 없는 것이다." 여기서도 상에도 법에도 집착하지 말라고 누누이 강조를 해놓았다. 결단(結丹)이니 도태(道胎)니 하는 말들은 다 비유로써 말해 놓은 것이지 참으로 배 속 가운데서 태아가 자라는 것을 얘기한 것이 아니다. 또한 그러한 경계가 나오는 것에 집착하지 말라고 했다.

중국의 도교 쪽에서도 무위법과 유위법을 수련하는 두 갈래의 파가 나누어져 있다. 나는 이 두 군데를 다 수련을 했는데 서로가 자기들 것만 내세워서 무위법을 수련하는 이들은 유위법을 수련하는 이들을 낮은 공부를 한다고 가벼이 보고 유위법을 공부하는 이들은 또 무위법을 수련하는 이들을 보고 실(實)답지 못하다고 얘기한다. 서로가 자기가 처한 입장에서만 관견(管見)으로 말하지 두루 섭렵해서 원융해짐을 도모하지는 않는 것이 꼭 우리 조계종에서 간화선만을 고집하는 것과 똑같다고 생각을 했다. 능엄경만 보더라도 관세음보살님 수련법이나 문수보살 님 등 여러 불보살님들의 수행법이 있는데도 모두 거들떠보지 않고 오직 간화선만을 주장한다. 꼭 영혼이 없는 박제품을 보는듯하다. 하루빨리 반쪽짜리 공부에서 벗어나야

될 텐데 하는 바람이 간절하다.

　어떤 분이 쓴 책에 능엄경에 나오는 내용을 가지고 나름대로의 견해를 밝혀 놓은 곳이 있었다. 많이 연구를 하셨고 애를 쓰신 흔적은 역력했지만 경전의 참뜻과는 거리가 좀 있는 것 같아서 몇 자 언급을 하고자 한다. 능엄경에 논하되 "만약 말세인이 도량을 세우길 원한다면 우선 설산의 힘센 백우를 취해야 한다. 이 소는 설산에서 나는 청수(清水)만을 마시고 그 산중에서 나는 기름진 향초(香草)만을 먹어서 그 똥이 미세한데 그 똥을 취해 전단향과 섞어서 도량에 발라야 한다."라고 했다. 이분은 설산을 일곱 번째 차크라인 사하스라 차크라에 비유하고 힘센 백우를 여섯 번째인 아즈나 차크라라고 말하고 전단향을 목(木)인 간(肝)으로 땅(地)은 지륜(地輪)[37]이라고 했다.

　나의 견해를 얘기하자면 능엄경은 도교의 영향을 받은 경전으로 부처님 설이 아닌 중국에서 만들어진 위경(僞經)일 가능성이 크다. 이런 점으로 비추어 볼 때 차크라로 비유해서 무리한 해석을 할 것이 아니라 도교의 용어를 빌려서 해석을 하면 이치에 있어 명백해질 것 같다. 대력백우는 원신(元神)을 말함이요 설산의 청수는 원정(元精)을 말하고 기름진 향초는 원기(元氣)를 비유하고 그 똥이란 것은 음교맥인 낭심 아래에서 나오는 진양의 기를 말함이다. 전단이란 것은 오행의 성질 가운데 화에 속하는 것으로 음신(陰神)으로 곧 마음을 말함이다. 화(火)는 오장육부를 오행에 배대하면 바로 심장이다. 옛 사람들은 마음이 심장에 갈무리되어 있다고 보았다. 이런 연유로 이괘(離卦)의 중효(中爻)인 음(陰)을 음신(陰神)으로 본다. 지(地)

---

37 뿌리 차크라를 말함.

는 도량(道場)을 말하는데 이는 곧 하복부에 비유한 것이다. 식신(識神)이 멸하면 원신(元神)이 생긴다고 했다. 이로 보면 곧 아래와 같은 해석이 된다. 이치에 합당하고 공부의 방법까지도 확연히 알 수 있게 된다.

대력백우를 원신으로, 설산의 청수는 원정, 그곳에서 나는 기름진 향초는 원기, 그 똥은 음교맥 아래에서 나오는 진양의 기운, 전단향은 음신으로 곧 마음, 지(地)는 도량으로 바로 하복부에 비유한 것.

이로 미루어 음신인 마음으로 진양의 기운이 흘러나오는 음교맥 곧 낭심 아래를 관해서 그 일음과 일양이 화합하여 엉기게 해서 하복부인 하단전을 가득 채우고 전신으로 고루 퍼진다. 이와 더불어 모든 망념이 없어지고 식신이 멸하면 선천의 상태로 돌아가 원신, 원기, 원정이 생하게 됨을 알 수 있게 된다. 뒤에 나오는 부분도 무리한 해석을 해놓은 게 있어 바로잡아야 되지만 지면 관계상 뒷부분에서 새로이 한 단락을 만들어서 잘못된 해석 부분을 고치고자 한다.

능엄경 정맥소에 보면 설산은 깨끗한 믿음을 가진 상근기를 말함이요 대력백우는 순정한 대근기의 사람을 일컬음이다. 향초와 청수는 묘선정지(妙善淨智)를 말함이라. 똥이라고 하는 것은 충실하여 남음이 있다 했다. 전단은 십향의 으뜸이라 십바라밀의 으뜸이라고 설했다. 경전은 절대로 견강부회하게 무리하게 해석해서는 안 된다. 공부의 성취가 깊어지면 보는 안목 또한 상승하는 법이다. 내관을 통해 보면 지금 현세의 사람들은 물론이고 옛 선현들의 공부 성취 단계까지도 바로 알아낼 수가 있다. 공부를 다 성취하신 분들의 글을 보면 무리한 부분 없이 자연스럽다. 물론 도교 특유의 숨겨진 뜻의 은어나 다 드러내지 않고 반쯤 하다 만 말들이 있지만 거의가 자연스럽다. 그러나 공부를 다 성취하지 못하신 분들의 글을 보면 뭔가 이치에 끼워 맞춘 것 같고 문장의 흐름 자체도 매끄럽지 못하고 어딘가 좀 어색하고 부자연스럽다. 일례로 이분 소강절[38]의 시 한 수를 보자

이목총명남자신	耳目聰明男子身
홍균부여불위빈	洪鈞賦與不爲貧
수탐월굴방지물	須探月窟方知物
미섭천근기식인	未攝天根豈識人
건우손시관월굴	乾遇巽時觀月窟
지봉뢰처견천근	地逢雷處見天根
천근월굴한왕래	天根月窟閑往來
삼십육궁도시춘	三十六宮都是春

귀와 눈이 총명한 남자의 몸을
홍균이 부여하시어 빈궁치 않다.
모름지기 월굴을 더듬은 후에야 바야흐로
사물에 대해 알 것이요
천근을 섭렵하지 못하면
어찌 사람을 알겠는가
건이 손을 만날 때
월굴을 관할 것이요
지가 뢰를 만나는 곳이
천근을 보게 됨이라
천근과 월굴을 한가로이 오고 가니
삼십육 궁이 모두가 봄이도다.

---

38 중국 북종(1011-1077) 때의 사람. 성리학자며 상수학자. 이름은 소옹. 시호는 강절이다. 공성(현 하북성 범양현)사람. 저서로는 황극경세서, 관물내외편 등이 있으며, 북해 이지재에게서 선천 상수학을 전수 받았다.

압운도 잘 맞고 평측도 잘 맞춘 선도 수련에 관한 한편의 비교적 공정한 시(詩)이지만 꼭 이렇게 주역의 이치에 맞춰 수수께끼처럼 표현을 해야만 되나 싶다. 아랫글은 장삼풍진인의 천근월굴에 관한 얘기다.

"양신이 끓어오르고 방광이 불에 굽는 듯하고 배 가운데에서는 매서운 바람 소리 울부짖고 아랫배에서는 천둥소리 나는 듯한 것이 바로 복괘(復卦) 천근이 나타난 것이다. 한 덩어리 기운이 우레가 진동하는 것처럼 치달아 니환궁에 오르고 온몸이 용약하는 것이 천풍구괘(天風姤卦)다. 이것이 바로 월굴인데 이 월굴이 인당에 이르면 미간에서 광명이 새어나오는데 곧 태극이 동하여서 음을 생하고 변화하여 신수인 감로를 이룬다. 안에는 좁쌀만 한 보주(寶珠)가 있어 황정(黃庭) 가운데 떨어져 나와 이(離) 가운데 신령한 수은에 점을 찍으면 성상(聖相)의 체가 이루어지는 것이다. 이것을 가져 주천화후로써 제련하면 바로 단을 형성하는 것이다."

위백양이 주역과 금벽경을 가지고 주역참동계를 지은 후 단도의 베일은 조금 밝혀졌으나 이치에 있어서는 더욱 어두워졌다. 왜냐하면 너도나도 주역의 이치로 이를 비유하고 맞추려고 하다 보니 이치를 말함에 이미 굴레를 지고 있는 격이었다. 소강절은 매화역수로도 유명하신 분인데 단도에 있어서 성취한 단계는 그렇게 높지가 않다. 우리 불교의 선종에서도 조사어록 등을 열람해보면 좀 고명치 못한 분들의 글도 수록돼 있다. 선도 방면에 관한 글도 역시 마찬가지다. 문자가 되어져 나오는 것은 그 사람 본인의 사상이나 철학 내지는 수행해서 얻어낸 결과의 참 골수라고 할 수가 있다. 그렇기 때문에 문자를 보고서도 밝은 눈이 갖추어져 있다면 얼마든지 글을 쓴 사람의 수행 정도가 어느 단계인가를 가늠할 수가 있다. 각설하고 9단계의 공부를 성취하면 곧바로 십 단계의 공부에 이르기 쉽다.

공부가 이 단계에 와서야 몸의 좌우 판이 완전히 열리게 된다. 음양이신과 오행신의 기운을 받아들여 자기 본신의 기운과 화합이 되면 1, 2, 3, 4, 5(水, 火, 木, 金, 土)로 오행이 순서대로 생하고 5, 4, 3, 2, 1(土, 金, 木, 火, 水)의 순서대로 오행이 멸하고 음양이 기가 뒤섞이다 커다란 기둥 같은 하나의 기가 형성되었다가 허공으로 변하고 자신의 몸조차도 완전히 없어져 허공으로 변하게 되는 것을 내관을 통해 확연하게 보게 된다. 2, 5 신의 기운을 받아들여 자기의 기운과 화합시켜 하나로 되게 하는 게 바로 9단계 공부 성취의 경험이다.

"티베트 해탈의 서"에 보면 이런 글이 있다. "정신적 존재는 우리가 직접적으로 지각하는 존재의 범주일 뿐이다. 왜냐하면 그것이 어떤 정신적 이미지로 나타나기 전에는 아무것도 알 수가 없기 때문이다." 만일 세계가 한 인간의 정신 속에 정신적 이미지를 만들어 내지 못하면 그 세계는 사실상 존재하지 않는다는 것이다. 이것은 서양에서는 아직 충분히 깨닫지 못하고 있는 사실이며 쇼펜하우어의 철학과 같은 극히 적은 예외만 있을 뿐이다. 쇼펜하우어는 불교와 우파니샤드에 영향을 받은 철학자였다". 이렇듯 우리의 정신적 세계는 수행의 정도에 따라 얼마든지 범주를 확대시킬 수 있고 한 공간 안에서 차원이 다른 세계를 바라볼 수가 있는 것이다. 육안으로만 보는 범부들의 세계인 유형유질의 세계와 한 단계 진화된 사람들만이 관찰이 가능한 기의 세계인 유형무질의 세계가 널려 있고 또한 근본처인 무형무질의 세계도 차원을 달리해서 있는 것이다. 세상 사람들은 오직 육안으로만 보이는 형상이 갖추어진 물질의 세계에만 탐착하다 죽어가고 다시 태어나 또 그렇게 살다가 갈 뿐이다. 차원이 높은 세계가 한 공간 안에서 존재하는 것을 알지도 못한 채 그렇게 스러져감이 보기에 안타까워서 이 글을 쓰게 되는 이유이기도 하다.

10단계 성태(聖胎)를 이루다

앞의 9단계 공부에서 음양이신과 오행신의 기운을 받아들여 자신의 기운과 화합하면 일어나는 증험이 수, 화, 목, 금, 토(水, 火, 木, 金, 土)의 순서대로 생하였다가 토, 금, 목, 화, 수(土, 金, 木, 火, 水)의 순서대로 없어지는 것을 보인다. 그 후 음양의 두 기운으로 되어 뒤섞이다가 커다란 기둥 같은 하나의 기가 하늘까지 쭉 뻗어 있다가 홀연 없어져 허공으로 변하고 자신의 몸도 허공으로 변하게 된다고 말했다. 이 10단계의 과정에서는 이러한 현상을 반복해서 내관을 통해 보게 된다. 하늘까지 쭉 뻗어 있는 커다란 기둥과 같은 기의 상태는 바로 태극이다. 이 기마저도 홀연 없어지면 바로 무극의 상태인 것이다.

전변하는 것은 마치 찰나지간과 같다. 무색계의 사선정을 바로 체험할 수가 있다. 한 생각 가운데 90찰나가 있다고 했다. 예리한 칼로 90장의 종이를 자르는 것이 한 생각 일어나는 데 걸리는 시간이다. 그럼 한 찰나라고 함은 바로 90장의 종이 가운데 한 장이 예리한 칼에 잘리는 데 걸리는 시간을 말한다. 마치 찰나지간에 공무변처, 식무변치, 무소유처, 비상비비상천(非想非非想天)을 체험하고 바로 정에 들게 된다. 정에 들게 될 때는 아무것도 알 수가 없다. 출정을 할 때에 비로소 정에서 나오게 됨을 알게 된다. 무기공과는 판이하게 다르다. 환한 빛과 함께 오직 한 가닥 영명한 기운만 비추고 있다가 그 비춤마저도 없어진 상태다. 이렇게 바로 허공과 일여하다가 그런 영명한 비추임조차도 없을 때 이르러야 바로 성태를 이룬 것이 된다.

용문파에서 단도를 배울 때 스승이 매번 말씀하시길 "신입기성태(神入氣成胎)요 기귀신결단(氣歸神結丹)이다"라고 했다. 그러나 수련을 통해 이 말은 반은 맞고 반은 아니란 것을 알았다. 기가 신에 돌아가면 단을 형성하는 것은 맞는데 신이 기에 들어가면 태를 이룬다는 말은 맞지 않는다. 신이 바로 허공에 들어야 바로 태를 이룬 것이다. 허공과 완전히 하나가 되어야 비로소 성태를 이룬 것이 된다. 이 단계에 이르기 위해서는 먼저 태식이 이루어져야만 된다. 포박자(抱朴子)에서 말하길 "행기(行氣)의 법은 많지만 그 대요가 되는 것은 오직 태식만 있을 뿐이다. 능히 코, 입으로 호흡하지 않고 마치 어머니 뱃속에 있는 것처럼 되면 도를 이룬 것이다. 태식법은 행기법 가운데에서 상승의 공부법이다. 먼저 모름지기 망념을 없애는 데부터 시작해서 생각을 그치게 하고 생각이 쉬어진 즉 호흡이 조절되고 호흡이 고르게 되면 기가 치달림 없이 안정되고 기가 안정되면 들고남이 없어져서 맥 또한 고요해진다.

"기를 운행함에 있어서 으뜸인 것은 후천의 기운과 선천의 기운을 합해서 하나가 되게 해서 천인합일의 경계에 들어가게 된다."라고 했다. 그럼 후천의 기운과 선천의 기운을 어떻게 하면 하나가 되게 해서 천인합일의 경계에 들어가나? 이미 윗글에서 밝혀 놓았으나 한 번 더 언급하고자 한다. 음신인 마음을 고요히 해서 진기가 흘러나오는 음교맥을 가만히 비추게 되면 신이 엉기게 되고 양인 진기와 합해진다. 그러면 호흡은 들숨을 바로 음교맥으로부터 하고 날숨은 그대로 백회 쪽으로 보낸다. 이것이 바로 구처기 진인이 말한 태식법의 요령인 것이다. 자궁옥동이란 것은 바로 음교맥을 말함이다. 오래도록 하다 보면 기가 안정되고 맥까지 고요해져 바로 허공과 일여가 되는 경계가 될 것이다. 의념으로서의 경계에 들어감이 아니고 몸과 마음이 다 같이 허공과 일여가 되는 것이다. 이곳에 다다라야 비로소 마음이 허공과 같단 말을 실감 할 것이다.

홀로 음신인 마음만을 닦아서는 도를 절대로 이룰 수가 없다. 〈능엄경〉은 범어(梵語)로 수능엄(首楞嚴)이고 한문으로는 일체사구경견고(一切事究竟堅固)란 말이다. '일체사'라고 하는 말은 몸과 마음의 세계를 다 총섭한다는 말로서 오직 마음만을 닦는다는 것은 아니라는 말이다. 불도역여(佛道亦如)라 불교와 도교는 같음이라, 한데 부처님 가신 지와 조사님들의 가신 지가 이미 오래다 보니 성명쌍수의 공부는 말만 남아 있고 실제로는 수행에서 행하여지지 않는 게 지금의 현실이다.

역사적으로 보면 위진남북조 이후로 유불선(儒彿仙) 삼교가 서로 상호 간의 영향으로 삼교에 능통한 이들이 많이 배출이 되었다. 그러나 이후로 송대의 이학(理學)의 발달로 삼교는 서로 간의 교류는 없어지고 자기 것만 최고라는 아집만 팽배해서 수행적인 차원에서 보면 퇴보를 한 셈이다. 유가의 도맥은 이미 사라진 지 오래고, 글만을 자랑삼고 도가 쪽에서는 명공(命功)에만 치우쳐 성(性)을 앎에 무지하고, 우리 불가에서는 성공(性功)에만 집착해 몸은 병들고 마음은 나태해져 도심(道心)은 날로 미약해가는 실정이다. 이로 말미암아 마군중은 날로 세력이 성해져서 곳곳에서 도인을 자처하는 자들이 속출하고 있다.

수행을 올곧게 해서 몸을 전부 진양으로 만든 다음 몸을 벗고 나가는 것이 옳은 공부법이다. 음신(陰神)이 빠져나간 유체이탈을 가지고 도를 깨달았다고 자처하는 정신병자들이 너무 많다. 간단하게 말해서 인간은 반음반양의 상태고 신은 양의 상태고 귀신은 음의 상태다. 수행을 해서 양신(陽神)이 몸을 벗고 나간 것은 남들도 볼 수가 있다. 예수의 부활이란 것도 육신이 되살아난 것이 아니고 양신이 출현한 것을 말한다. 자기 몸을 벗어나서 자기만 알고 남이 보지 못하면 이건 음신이 나간 것으로 귀신과 똑같은 경우다. 이 귀신과 똑같이 된 상태를 가지고 도를 깨쳤다고 망발을 하면 무간지옥에 떨어진다. 또한 접신이 되어서 도를 깨쳤다고 말하는 이들이 있다. 능엄경에 이런 구절이 생각난다.

"아난아 마땅히 알라 이 열 종류의 마는 말세의 때에 나의 법 가운데 출가해서 수도하고 혹 사람의 인체에 접신하고 혹은 스스로 형상을 나타내는 등 해서 모두 다 말하기를 무상대도를 이루었다고 한다.(阿難當知 是十種魔 於末世時 在我法中 出家修道 惑附人體 惑自現形 皆言已成正徧知覺)"

석존께서 이미 예견을 하셨다. 지금은 마의 권속들이 너무나 성하다. 그리고 또한 돈오(頓悟)란 말이 끼치는 해는 정말로 크다. 깨닫는 순간은 몰록 일 순간이지만 수년간 혹은 몇 십 년 간의 각고의 수행한 시간이 없었다면 어찌 몰록 깨치는 순간이 있겠는가 조주 스님도 삼십 년을 수행하셔서 깨달음을 성취했고 달마 대사는 깨달음을 성취하신 후에도 다시 소림 면벽 9년을 하셔서 공부에 회향을 한 것이다. 우리 석존께서도 6년간 고행 끝에 대각을 성취하신 것이다. 그럼 이분들이 근기가 하열한 점오점수(漸悟漸修)를 하신 분들이란 말인가, 각고의 노력으로 이루어진 수행이 없다면 몰록 깨치는 순간도 없는 것이다. 더 이상 돈오법의 수행을 한다고 공복고심(空腹高心) 하지 말고 처음부터 착실히 성명쌍수의 공부를 하시길 빈다. 참선과 선도의 호흡법을 병행해서 수행해본 결과는 그야말로 명실상부한 성명쌍수의 공부였다. 여기에서 얻어낸 것을 대요로 간단하게 정리를 해보면 세 종류의 기운을 어떻게 하면 잘 전환을 시키느냐에 따라 수행의 잘되고 못됨의 관건이 걸려 있다. 세 종류의 기운이란 氣와 炁와 氣를 말한다. 여동빈 조사의 내공부기편(內功賦氣篇)에 말하길 "氣는 천체 자연의 숨결이요 炁는 인체우주의 비요(秘要)이고 氣는 수진(修眞)을 해서 신선을 이루는 비밀이 되는 것이다. 오묘하면서 다함이 없는 것이 바로 氣와 炁와 氣이다.(氣天體自然之息 炁人體宇宙之秘 氣修眞成仙之密 奧妙無窮氣炁氣)

이 세 종류의 기를 얼마나 잘 전환시키느냐에 따라 수행하는 데 있어서 공부의 성취 단계가 달라진다. '氣'는 천지자연의 기로서 형상도 없고 규칙도 없어 일정한 운행 노선이 없다. 지구 상에 있는 모든 만물이 다 같이 이 천체의 기를 마신다. 곧 자연의 숨결이다. '炁' 란 체내의 에너지원으로 인체 내에서 움직이는 기운이다. 일반사람들은 볼 수도 없고 이 기를 만져볼 수도 없다. 하지만 이는 형태도 있고 안에는 미립자도 있어서 측정기로 측정해낼 수도 있다. 수행이 어느 정도 단계에 이르면 환히 다 볼 수가 있다. '氣'란 안에 글자가 '쌀 미자(米)' 대신에 '불 화(火)'가 들어 있다. 문자만 보고도 뜻이 생각나듯이 대자연으로부터 기를 받아들여 인체에서 배출하는 것이 이 '氣'이다. 약간의 빛과 열이 있는 기이다. 기 치료를 하는 것은 바로 이 기를 사용하는 것이다. 선도의 대요는 바로 이곳에 있다. 이 세 종류의 기운을 잘 전환시켜 천지의 기운을 가져와 체내에서 진식을 일어나게 하고 천지자연에 자신의 기운을 빼앗기지 않는다면 대약이 바로 몸 가운데 있는 것이다.

  그리고 제일 중요한 것이 하나 있다. 바로 음양오행을 초월하는 몸을 만드는 것이다. 이 몸을 먼저 이루지 못하면 도를 성취하는데 있어 장애가 많다고 봐야한다. 쉽게 도를 이룰 수 있는 대요는 바로 관음음양오행 수행법으로 음양오행을 초월하는 몸을 먼저 만드는 것이다.

◆ 9단계 - 10단계

- 상극 반절과 오행수인, 태식호흡 수련
- 각 행을 수련하다 보면 어느 시점에서 각 행의 수련 순서가 1 - 2 - 4 - 3 - 5의 순서로 바뀌므로 수행의 성취에 따라 조절이 필요함

水金土火木 - 수렴 Ⅰ형

(1) 水土木金火

水土木金火
水土木金火
水土木金火
水土木金火

(2) 水土木金火

水土木金火
水土木金火
水土木金火
水土木金火

(3) 水土木金火

水土木金火
水土木金火

水土木金火
水土木金火

(4) 水土木金火

水土木金火
水土木金火
水土木金火
水土木金火

(5) 水土木金火

水土木金火
水土木金火
水土木金火
水土木金火

水金土火木 - 수렴 Ⅱ형

水土木金火   水土木金火
水土木金火   水土木金火
水土木金火   水土木金火
水土木金火   水土木金火
水土木金火   水土木金火

金木土水火   水土木金火
金木土水火   水土木金火
金木土水火   水土木金火
金木土水火   水土木金火
金木土水火   水土木金火

水土木金火
水土木金火
水土木金火
水土木金火
水土木金火

水木火土金 - 발산형

水火金木土   水火金木土
水火金木土   水火金木土
水火金木土   水火金木土
水火金木土   水火金木土
水火金木土   水火金木土

水火金木土   水火金木土
水火金木土   水火金木土
水火金木土   水火金木土
水火金木土   水火金木土
水火金木土   水火金木土

水火金木土
水火金木土
水火金木土
水火金木土
水火金木土

火木水金土 - 수렴형

火水土木金　　　　　火水土木金
火水土木金　　　　　火水土木金
火水土木金　　　　　火水土木金
火水土木金　　　　　火水土木金
火水土木金　　　　　火水土木金

火水土木金　　　　　火水土木金
火水土木金　　　　　火水土木金
火水土木金　　　　　火水土木金
火水土木金　　　　　火水土木金
火水土木金　　　　　火水土木金

火水土木金
火水土木金
火水土木金
火水土木金
火水土木金

火土金水木 - 발산형

火金木土水　　　　　　火金木土水
火金木土水　　　　　　火金木土水
火金木土水　　　　　　火金木土水
火金木土水　　　　　　火金木土水
火金木土水　　　　　　火金木土水

火金木土水　　　　　　火金木土水
火金木土水　　　　　　火金木土水
火金木土水　　　　　　火金木土水
火金木土水　　　　　　火金木土水
火金木土水　　　　　　火金木土水

火金木土水
火金木土水
火金木土水
火金木土水
火金木土水

🌸 木水金土火 – 수렴형

木金火水土			木金火水土
木金火水土			木金火水土
木金火水土			木金火水土
木金火水土			木金火水土
木金火水土			木金火水土

木金火水土			木金火水土
木金火水土			木金火水土
木金火水土			木金火水土
木金火水土			木金火水土
木金火水土			木金火水土

木金火水土
木金火水土
木金火水土
木金火水土
木金火水土

木火土金水 - 발산형

木土水火金　　　　　　木土水火金
木土水火金　　　　　　木土水火金
木土水火金　　　　　　木土水火金
木土水火金　　　　　　木土水火金
木土水火金　　　　　　木土水火金

木土水火金　　　　　　木土水火金
木土水火金　　　　　　木土水火金
木土水火金　　　　　　木土水火金
木土水火金　　　　　　木土水火金
木土水火金　　　　　　木土水火金

木土水火金
木土水火金
木土水火金
木土水火金
木土水火金

🟤 金土火木水 – 수렴 Ⅰ형

金火水土木　　　　　　　　金火水土木
金火水土木　　　　　　　　金火水土木
金火水土木　　　　　　　　金火水土木
金火水土木　　　　　　　　金火水土木
金火水土木　　　　　　　　金火水土木

金火水土木　　　　　　　　金火水土木
金火水土木　　　　　　　　金火水土木
金火水土木　　　　　　　　金火水土木
金火水土木　　　　　　　　金火水土木
金火水土木　　　　　　　　金火水土木

金火水土木
金火水土木
金火水土木
金火水土木
金火水土木

金土火木水 - 수렴 Ⅱ형

金火水土木   金火水土木
金火水土木   金火水土木
金火水土木   金火水土木
金火水土木   金火水土木
金火水土木   金火水土木

金火水土木   金火水土木
金火水土木   金火水土木
金火水土木   金火水土木
金火水土木   金火水土木
金火水土木   金火水土木

金火水土木
金火水土木
金火水土木
金火水土木
金火水土木

金水木火土 - 발산형

金木土水火   金木土水火
金木土水火   金木土水火
金木土水火   金木土水火
金木土水火   金木土水火
金木土水火   金木土水火

金木土水火   金木土水火
金木土水火   金木土水火
金木土水火   金木土水火
金木土水火   金木土水火
金木土水火   金木土水火

金木土水火
金木土水火
金木土水火
金木土水火
金木土水火

🌀 土火木水金 - 수렴형

土木金火水　　　　　　土木金火水
土木金火水　　　　　　土木金火水
土木金火水　　　　　　土木金火水
土木金火水　　　　　　土木金火水
土木金火水　　　　　　土木金火水

土木金火水　　　　　　土木金火水
土木金火水　　　　　　土木金火水
土木金火水　　　　　　土木金火水
土木金火水　　　　　　土木金火水
土木金火水　　　　　　土木金火水

土木金火水
土木金火水
土木金火水
土木金火水
土木金火水

土金水木火 – 발산형

土水火金木　　　　　　土水火金木
土水火金木　　　　　　土水火金木
土水火金木　　　　　　土水火金木
土水火金木　　　　　　土水火金木
土水火金木　　　　　　土水火金木

土水火金木　　　　　　土水火金木
土水火金木　　　　　　土水火金木
土水火金木　　　　　　土水火金木
土水火金木　　　　　　土水火金木
土水火金木　　　　　　土水火金木

土水火金木
土水火金木
土水火金木
土水火金木
土水火金木

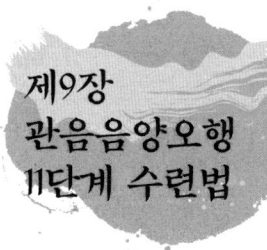

제9장 관음음양오행 11단계 수련법

11단계 불자화신(佛子化身)의 법에 입문하다

성태를 이룬 후 10개월간 태를 잘 장양(長養)한다는 말이 있다. 이 단계에 이르면 먼저 인체 내에 있는 내공선이 완전히 타통된다. 필자도 기경팔맥이 타통되던 때에 내공선이 빛의 상태로 환히 나타나서 타통이 다 된 줄 알았는데 그 당시는 얕게 뚫려서 이 단계에 와서야 완전히 뚫어진 것을 알았다. 인체 내에 있는 여섯 개의 내공선은 여동빈 조사가 3,000명의 제자를 거두어들여 팔백 명이 목숨을 잃어가면서 완성시킨 공법인 것이다. 외부로는 전혀 공개되지 않았다가 시절 인연이 도래해서 이 법이 알려지게 된 것이다. 이것이 있으므로 해서 공부를 성취하는 데 많은 도움이 되었다. 이런 연유로 잠깐 소개하고자 한다.

내공선

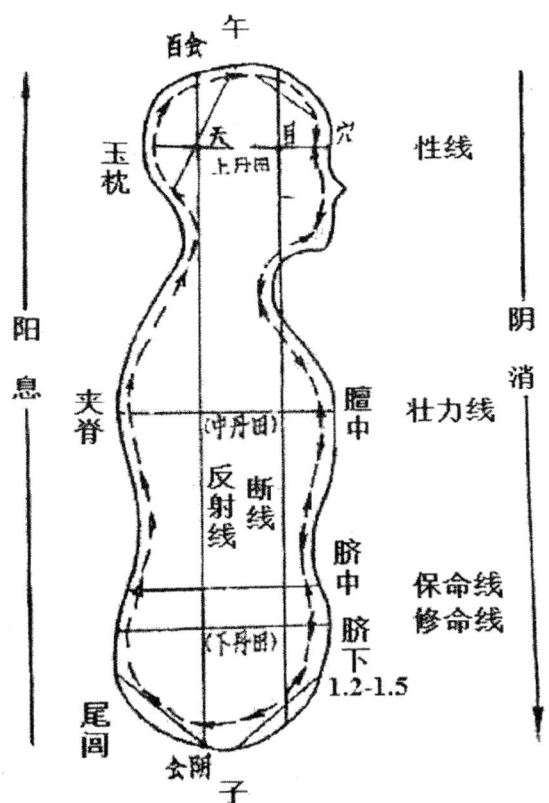

출처 : 靈寶通智能內功術, 金華市道敎協會 刊印, 2010

우리 인체 내에는 6개의 내공선이 있다. 참고로 다음과 같다.

1) **성선**(性線)은 미간으로부터 옥침혈까지 연결되는 선을 말한다. 천목혈이라고도 한다. 미심(眉心)에 구멍이 하나 있는데 이것을 옛사람들은 혈(穴)이라고 했다. 이 혈에서 일촌 정도 들어가면 명당궁이고 다시 안으로 일촌을 들어가면 동방이라 하고 또 다시 일촌을 더 들어가면 니환궁이 된다. 그리고 다시 삼촌을 더 들어가면 후천경(後天鏡)이 된다. 혈은 중의(中醫)에서 인당혈을 말하는데 침구(鍼灸)를 사용할 수 있고 신광이 왕래하는 문호이다. 니환궁은 둘레가 1, 2촌인데 허령(虛靈)한 구멍이 하나 있다. 여기에 원신이 갈무리되어 있다. 이 자리가 목(目)이라고 일컬어진다. 후천경은 소뇌와 중뇌 사이의 제 4뇌의 곳을 말한다. 틈새가 약간 있는데 참다운 것을 갈무리하고 있다. 형상은 경사진 거울 면과 같다. 척수와 서로 통한다. 선천과 후천, 체내와 체외의 신광을 교합하는 곳이다. 이곳을 천(天이)라고 한다. 천목혈은 한 점인 것 같지만 실제로는 세 개의 규로 되어있다. 천목혈은 원래 천심이라 불렀다. 후대에 여동빈 조사가 천목혈이라 고쳐 부르게 되었다.

2) **장력선**(壯力線)은 단중혈에서 협척까지 연결된 선을 말한다. 장력은 힘이 증진됨을 말하는데 근육을 강화시키고 건강한 체력을 만들어주는 내공선이다. 차력술이나 무술 등은 이 선을 많이 이용한다. 내공을 수련할 때는 우선 이 선을 사용하지 말고 상하양현(上下兩弦)을 먼저 수련한다.

3) **보명선**(保命線)은 배꼽에서부터 명문까지 연결되는 선을 말한다. 중의에서는 신궐혈(神闕穴)이라고 한다. 사람의 선천명규(先天明竅)로서 공양하는 부위다. 또한, 후천에서 선천으로 가는 제일 관문이다.

4) **수명선**(修命線)은 기해단전으로부터 미려까지 이어지는 선을 말한다. 배꼽 아래로 1, 2-1, 5촌 정도의 지점이다.

5) **반사선**(反射線)은 백회에서 회음까지 연결되는 선을 말한다. 양극이 서로 이어져 있다. 인체의 자오선이다. 또한, 중맥선이라고도 한다.

6) **단선**(斷線)은 천문에서 전음(생식기)까지 연결되는 것을 말한다. 천문은 천령개라고도 한다. 니환공의 3촌 위에 자리한다. 선천원신과 통하고 소식을 주고받는 문호이기도 한다. 양신이 출각하는 장소이기도 한다. 전음은 더러운 물을 배출하는 길이면서 정(精)을 잃어버리는 길이기도 하다. 남자는 일규가 있고 여자는 두 구멍이 있다. 역대의 부처님과 신선들이 명공을 수련함에 다 이곳에서부터 착수한다.

단선의 '단'은 두 가지 뜻이 있다. 첫 번째는 미간아래 입천장 위를 말한다. 콧구멍 안에 두 혈이 있는데 이는 숨겨진 혈로서 일허일실이다. 실처는 내기가 운행하는 길이고 허처는 내기가 쉽게 새어나가는 길이다. 옛날에는 이 두 혈을 금교라 했다. 또한, 상작교라고도 했다. 임독 양 맥이 통하게 하려면 반드시 혓바닥을 입천장에 붙여야만 된다. 맥로주천을 통하게 하려면 반드시 혀끝이 말려서 목젖에 닿아야만 된다. (소주천이 타통될 때 혀가 말려들어 가 목젖에 닿음) 두 번째는 목의 통도에는 12마디가 있다. 옛날에는 12중루(十二重樓)라 불렀다.

성선, 장력선, 수명선과 단선의 교차되는 지점을 상단전 중단전 하단전이라고 한다. 선이 형성된 후에 면을 수련한다.

1) 천문면

천문면 또는 성면, 영면이라 부른다. 상단전의 위치 중에서 형성되어 있다. 위쪽으로 구멍이 열려있어 천문이라 이름한다.

2) 반사면

반사면을 소뇌면이라고도 한다. 후천경의 위치에 있다. 천목혈의 발사를 제어하고 신광을 거둬들이는 각도로서 투시와 내시를 하는 곳이다.

3) 전음면

전음면은 정혈면이라고도 한다. 남자들은 보정, 고정, 환원 그리고 정을 체내로 돌이켜 오행 운화를 하는 데 사용한다. 여자들은 혈을 끌어올려 상행해서 운화하는 데 사용한다.

4) 후음면

후음면 또는 명면이라 한다. 회음과 좌골로 연결되어 있다. 진음과 후음은 양규로서 일실일허로 실(實)한 것은 내기(內氣)가 운행되는 길이고, 허(虛)한 것은 내기가 쉽게 새어나가는 곳이다. 수련할 때 이 내공선을 잘 숙지해서 공부를 하면 많은 도움이 되리라 생각된다. 이 단계에서는 신체가 진양(眞陽)이 되어 양신이 출각하는 데 있어 완벽하게 준비를 하는 과정이라 보면 된다. 불교식의 표현으로 불자(佛子)가 화신(化身)을 나투는 입문(入門)의 과정이라고 본다.

〈도덕경 25장〉에 이런 글들이 나온다. "사람은 땅을 본받고, 땅은 하늘을 본받고, 하늘은 도를 본받고, 도는 자연을 본받는다(人法地 地法天 天法道 道法自然)." 이 글을 보면 도를 성취할 수 있는 방법이 그대로 나와 있다. 사람이 천지와 일월이 운행하는 법칙과 질서를 잘 파악하고 본받는다면 도는 어렵지 않게 성취할 수가 있는 것이다. 이 본받을 '法' 자가 참으로 묘한 것이다. 처음 도에 나아감에 있어서 어떻게 잘 본받는가 하는 것이 제일의 관건이다. 그런 연유로 단도(丹道)는 선천을 잘 본떠서 선천으로 돌아가는 데 있다. "倣先天 해서 返先天 한다."는 것이 최상의 요지이다.

11단계 수인과 태식호흡

❂ 水木火土金 - 발산형

水火金木土　　　　　　土水火金木
水火金木土　　　　　　土水火金木
水火金木土　　　　　　土水火金木
水火金木土　　　　　　土水火金木
水火金木土　　　　　　土水火金木

木土水火金　　　　　　金木土水火
木土水火金　　　　　　金木土水火
木土水火金　　　　　　金木土水火
木土水火金　　　　　　金木土水火
木土水火金　　　　　　金木土水火

火金木土水
火金木土水
火金木土水
火金木土水
火金木土水

水金土火木 – 수렴 Ⅱ형

水土木金火　　　　　　火水土木金
水土木金火　　　　　　火水土木金
水土木金火　　　　　　火水土木金
水土木金火　　　　　　火水土木金
水土木金火　　　　　　火水土木金

金木土水火　　　　　　木金火水土
金木土水火　　　　　　木金火水土
金木土水火　　　　　　木金火水土
金木土水火　　　　　　木金火水土
金木土水火　　　　　　木金火水土

土木金火水
土木金火水　　　　　　※ 水수렴 Ⅱ형은 金이 발산형
土木金火水　　　　　　　이다.
土木金火水
土木金火水

水金土火木 - 수렴 Ⅰ형

水土木金火   火水土木金
水土木金火   火水土木金
水土木金火   火水土木金
水土木金火   火水土木金
水土木金火   火水土木金

金火水土木   木金火水土
金火水土木   木金火水土
金火水土木   木金火水土
金火水土木   木金火水土
金火水土木   木金火水土

土木金火水
土木金火水
土木金火水
土木金火水
土木金火水

火土金水木 - 발산형

火金木土水   水火金木土
火金木土水   水火金木土
火金木土水   水火金木土
火金木土水   水火金木土
火金木土水   水火金木土

土水火金木   木土水火金
土水火金木   木土水火金
土水火金木   木土水火金
土水火金木   木土水火金
土水火金木   木土水火金

金木土水火
金木土水火
金木土水火
金木土水火
金木土水火

🌸 火木水金土 - 수렴형

火水土木金　　　　　金火水土木
火水土木金　　　　　金火水土木
火水土木金　　　　　金火水土木
火水土木金　　　　　金火水土木
火水土木金　　　　　金火水土木

木金火水土　　　　　土木金火水
木金火水土　　　　　土木金火水
木金火水土　　　　　土木金火水
木金火水土　　　　　土木金火水
木金火水土　　　　　土木金火水

水土木金火
水土木金火
水土木金火
水土木金火
水土木金火

木火土金水 - 발산형

木土水火金   金木土水火
木土水火金   金木土水火
木土水火金   金木土水火
木土水火金   金木土水火
木土水火金   金木土水火

火金木土水   水火金木土
火金木土水   水火金木土
火金木土水   水火金木土
火金木土水   水火金木土
火金木土水   水火金木土

土水火金木
土水火金木
土水火金木
土水火金木
土水火金木

木水金土火 - 수렴형

木金火水土   土木金火水
木金火水土   土木金火水
木金火水土   土木金火水
木金火水土   土木金火水
木金火水土   土木金火水

水土木金火   火水土木金
水土木金火   火水土木金
水土木金火   火水土木金
水土木金火   火水土木金
水土木金火   火水土木金

金火水土木
金火水土木
金火水土木
金火水土木
金火水土木

金水木火土 - 발산형

金木土水火　　　火金木土水
金木土水火　　　火金木土水
金木土水火　　　火金木土水
金木土水火　　　火金木土水
金木土水火　　　火金木土水

水火金木土　　　土水火金木
水火金木土　　　土水火金木
水火金木土　　　土水火金木
水火金木土　　　土水火金木
水火金木土　　　土水火金木

木土水火金
木土水火金
木土水火金
木土水火金
木土水火金

金土火木水 - 수렴 Ⅰ형

金火水土木　　　　　　木金火水土
金火水土木　　　　　　木金火水土
金火水土木　　　　　　木金火水土
金火水土木　　　　　　木金火水土
金火水土木　　　　　　木金火水土

土木金火水　　　　　　水土木金火
土木金火水　　　　　　水土木金火
土木金火水　　　　　　水土木金火
土木金火水　　　　　　水土木金火
土木金火水　　　　　　水土木金火

火水土木金
火水土木金
火水土木金
火水土木金
火水土木金

🌕 金土火木水 – 수렴 Ⅱ형

金火水土木　　　　　　　木金火水土
金火水土木　　　　　　　木金火水土
金火水土木　　　　　　　木金火水土
金火水土木　　　　　　　木金火水土
金火水土木　　　　　　　木金火水土

土木金火水　　　　　　　水火金木土
土木金火水　　　　　　　水火金木土
土木金火水　　　　　　　水火金木土
土木金火水　　　　　　　水火金木土
土木金火水　　　　　　　水火金木土

火水土木金
火水土木金
火水土木金
火水土木金
火水土木金

土金水木火 - 발산형

土水火金木　　　　　　木土水火金
土水火金木　　　　　　木土水火金
土水火金木　　　　　　木土水火金
土水火金木　　　　　　木土水火金
土水火金木　　　　　　木土水火金

金木土水火　　　　　　火金木土水
金木土水火　　　　　　火金木土水
金木土水火　　　　　　火金木土水
金木土水火　　　　　　火金木土水
金木土水火　　　　　　火金木土水

水火金木土
水火金木土
水火金木土
水火金木土
水火金木土

土火木水金 - 수렴형

土木金火水　　　　　水土木金火
土木金火水　　　　　水土木金火
土木金火水　　　　　水土木金火
土木金火水　　　　　水土木金火
土木金火水　　　　　水土木金火

火水土木金　　　　　金火水土木
火水土木金　　　　　金火水土木
火水土木金　　　　　金火水土木
火水土木金　　　　　金火水土木
火水土木金　　　　　金火水土木

木金火水土
木金火水土
木金火水土
木金火水土
木金火水土

그다음 단계는 11단계의 연장으로 위 11단계의 수련이 다 끝난 후 아래의 표에 따라 보법(補法)오행수인을 작법하며 수련한다.

水金土火木(陰) - 수렴 Ⅰ형

水土木金火	1,5,3,4,2	火水土木金	2,1,5,3,4
金火水土木	4,2,1,5,3	水土木金火	1,5,3,4,2
土木金火水	5,3,4,2,1	土木金火水	5,3,4,2,1
火水土木金	2,1,5,3,4	木金火水土	3,4,2,1,5
木金火水土	3,4,2,1,5	金火水土木	4,2,1,5,3
金火水土木	4,2,1,5,3	木金火水土	3,4,2,1,5
火水土木金	2,1,5,3,4	金火水土木	4,2,1,5,3
水土木金火	1,5,3,4,2	火水土木金	2,1,5,3,4
土木金火水	5,3,4,2,1	水土木金火	1,5,3,4,2
木金火水土	3,4,2,1,5	土木金火水	5,3,4,2,1
土木金火水	5,3,4,2,1		
木金火水土	3,4,2,1,5		
金火水土木	4,2,1,5,3		
火水土木金	2,1,5,3,4		
水土木金火	1,5,3,4,2		

水金土火木(陰) - 수렴 Ⅱ형

水土木金火
金木土水火
土木金火水
火水土木金
木金火水土

金木土水火
木土水火金
土水火金木
水土木金火
火金木土水

土木金火水
木金火水土
金木土水火
火水土木金
水土木金火

火水土木金
水土木金火
土木金火水
木金火水土
金木土水火

木金火水土
金木土水火
火水土木金
水土木金火
土木金火水

* 水 수렴 Ⅱ형은 金이 발산형
  이다.

水木火土金 (陽) - 발산형

水火金木土　　　　　　　土水火金木
木土水火金　　　　　　　水火金木土
火金木土水　　　　　　　火金木土水
土水火金木　　　　　　　金木土水火
金木土水火　　　　　　　木土水火金

木土水火金　　　　　　　金木土水火
土水火金木　　　　　　　木土水火金
水火金木土　　　　　　　土水火金木
火金木土水　　　　　　　水火金木土
金木土水火　　　　　　　火金木土水

火金木土水
金木土水火
木土水火金
土水火金木
水火金木土

火木水金土 (陰) – 수렴형

火水土木金　　　　　　金火水土木
木金火水土　　　　　　火水土木金
水土木金火　　　　　　水土木金火
金火水土木　　　　　　土木金火水
土木金火水　　　　　　木金火水土

木金火水土　　　　　　土木金火水
金火水土木　　　　　　木金火水土
火水土木金　　　　　　金火水土木
水土木金火　　　　　　火水土木金
土木金火水　　　　　　水土木金火

水土木金火
土木金火水
木金火水土
金火水土木
火水土木金

● 火土金水木 (陽) – 발산형

火金木土水
土水火金木
金木土水火
水火金木土
木土水火金

水火金木土
火金木土水
金木土水火
木土水火金
土水火金木

土水火金木
水火金木土
火金木土水
金木土水火
木土水火金

木土水火金
土水火金木
水火金木土
火金木土水
金木土水火

金木土水火
木土水火金
土水火金木
水火金木土
火金木土水

木水金土火 (陰) - 수렴형

木金火水土　　　　土木金火水
水土木金火　　　　木金火水土
金火水土木　　　　金火水土木
土木金火水　　　　火水土木金
火水土木金　　　　水土木金火

水土木金火　　　　火水土木金
土木金火水　　　　水土木金火
木金火水土　　　　土木金火水
金火水土木　　　　木金火水土
火水土木金　　　　金火水土木

金火水土木
火水土木金
水土木金火
土木金火水
木金火水土

🌸 木火土金水 (陽) – 발산형

木土水火金　　　　　　金木土水火
火金木土水　　　　　　木土水火金
土水火金木　　　　　　土水火金木
金木土水火　　　　　　水火金木土
水火金木土　　　　　　火金木土水

火金木土水　　　　　　水火金木土
金木土水火　　　　　　火金木土水
木土水火金　　　　　　金木土水火
土水火金木　　　　　　木土水火金
水火金木土　　　　　　土水火金木

土水火金木
水火金木土
火金木土水
金木土水火
木土水火金

金土火木水 – 수렴 Ⅰ형

金火水土木　　　木金火水土
土木金火水　　　金火水土木
火水土木金　　　火水土木金
木金火水土　　　水土木金火
水土木金火　　　土木金火水

土木金火水　　　水土木金火
木金火水土　　　土木金火水
金火水土木　　　木金火水土
火水土木金　　　金火水土木
水土木金火　　　火水土木金

火水土木金
水土木金火
土木金火水
木金火水土
金火水土木

金土火木水 – 수렴 Ⅱ형

金火水土木　　　　　　木金火水土
土木金火水　　　　　　金火水土木
火水土木金　　　　　　火水土木金
木金火水土　　　　　　水火金木土
水火金木土　　　　　　土木金火水

土木金火水　　　　　　水火金木土
木金火水土　　　　　　火金木土水
金火水土木　　　　　　金木土水火
火水土木金　　　　　　木土水火金
水火金木土　　　　　　土水火金木

火水土木金　　　　　　※ 金 수렴 Ⅱ형은 水가 발산
水火金木土　　　　　　　형이다.
土木金火水
木金火水土
金火水土木

🌀 金水木火土 (陽) - 발산형

金木土水火　　　火金木土水
水火金木土　　　金木土水火
木土水火金　　　木土水火金
火金木土水　　　土水火金木
土水火金木　　　水火金木土

水火金木土　　　土水火金木
火金木土水　　　水火金木土
金木土水火　　　火金木土水
木土水火金　　　金木土水金
土水火金木　　　木土水火金

木土水火金
土水火金木
水火金木土
火金木土水
金木土水火

🜲 土火木水金 (陰) - 수렴형

土木金火水　　　　　水土木金火
火水土木金　　　　　土木金火水
木金火水土　　　　　木金火水土
水土木金火　　　　　金火水土木
金火水土木　　　　　火水土木金

火水土木金　　　　　金火水土木
水土木金火　　　　　火水土木金
土木金火水　　　　　水土木金火
木金火水土　　　　　土木金火水
金火水土木　　　　　木金火水土

木金火水土
金火水土木
火水土木金
水土木金火
土木金火水

土金水木火 (陽) - 발산형

土水火金木　　　　　木土水火金
金木土水火　　　　　土水火金木
水火金木土　　　　　水火金木土
木土水火金　　　　　火金木土水
火金木土水　　　　　金木土水火

金木土水火　　　　　火金木土水
木土水火金　　　　　金木土水火
土水火金木　　　　　木土水火金
水火金木土　　　　　土水火金木
火金木土水　　　　　水火金木土

水火金木土
火金木土水
金木土水火
木土水火金
土水火金木

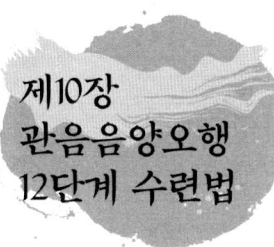

제10장
관음음양오행
12단계 수련법

12단계 불자화신이 출현하다(양신출각)

　삶과 죽음에 대한 자재로운 해탈을 갈망한 끝자락에서 성취되는 공부다. 여태껏 해온 공부는 전부 음양오행의 생수(生數)를 이용해서 했지만 이 단계에서는 성수(成數)를 사용해서 수련을 한다. 水(1), 火(2), 木(3), 金(4), 土(5)의 생수를 사용하는 대신 水(6), 火(7), 木(8), 金(9), 土(10)의 성수를 사용하는 게 앞 단계의 공부법과 다르다. 파워 면에서도 현저한 차이가 난다. 응신적조한 상태에서 숫자에 따라 음양의 승강 작용을 하다 보면 몸속엔 진양의 기운이 점차 자라나고 삿된 음의 기운은 사라져버려 밝은 빛으로 되어가는 걸 보게 된다. 이 단계에서부터는 결가부좌를 하는 것이 좋다. 예부터 지금까지 모든 사람들이 말하길 결가부좌를 해야만 도를 이루는 것 같이 이야기를 한다. 하지만 결가부좌와 도는 무관하다. 도라는 것은 어떤 자세로써 도가 이루어진다면 그건 이미 도가 아니다. 정해진 바가 없는 것이다. 누워서도 도를 체득할 수가 있고 서서도, 잠을 자면서도 도를 체득할 수가 있는 것이다. 다만 결가부좌가 중요한 것은 파워 면에 있어서 힘이 수승한 것이다. 수행을 하면서 관찰해본 결과 비유해보건대 그냥 하는 평좌(양반다리)를 파워 수치 1이라 할 때 반가부좌의 파워는 3배가 되고 결가부좌의 파워 수치는 6이 되는 것을 발견했다. 헌데 누구나 다 결가부좌를 한다고 파워 수치가 6배가 되는 것은 아니고 몸속의 내공선이 전부 타통되어야만 6배의 파워가 생기는 것이다. 일반 사람이 무턱대고 결가부좌가 좋다고 하는 것은 고생만 하지 얻어지는 것은 아주 적다. 12단계에서는 시방법계에 천도가 되지 못한 중생들을 위해 천도를 매일 해주어야 한다. 아울러 마군중들도 천도를 같이 해준다. 마군중은 천도가 되지 않는다고 말하는 이들도 있으나 그들 중에도 마음을 움직여 천도가 되는 일도 있기 때문이다. 오직 12단계의 수행지위에 이르러야 마군중의 천도가 가능한 것이다. 아래 단계에서는 아직 마군중을 천도할 수행 파워가 갖추어지지 않은 까닭에 천도가 되지 않는다. 아무튼 수행을 함에 있어서 공덕을 쌓는 일도 매우 중요한 것이다. 양신출각의 이후에도 최상승의 공부가 3단계가 더 있다. 최상승 공부의 삼 단계 중에서 제 일 단계 장양화신지공능(長養化身之功能), 제이 단계 득진공묘체(得眞空妙體), 제삼 단계 시자운무량(施慈雲無量)이 있다. 최상승의 삼 단계 공부에 관해서는 언급을 생략하겠다. 지금까지 책 속에 적은 내용들이 상식을 초월한 차원을 달리한 내용이 내재되어 있다. 잘못 보면 신비적인 것으로 보게 될 요소도 있지만 우리 인류의 영적인 부분 즉 영성(靈性)을 일깨워서 인체 생명의 본질을 명확하게 밝혀주는 역할을 하리라고 본다.

12단계 공부법에서는 1단계에서 11단계 공부법의 표를 전부 성수(成數)로 고쳐서 수련하는 것이다. 그리고 사법(瀉法) 오행수인이 천체우주 가운데 다섯 별의 기운을 받아서 몸속의 사기를 배출하는 것과는 달리, 몸의 내기(內氣)를 격발시켜서 에너지를 극대화시키는 보(補)하는 오행수인으로 작법(作法)하는 것이 다르다.

12단계 최상승(最上乘) 관음음양오행 내공심법

마음을 고요히 해서 정좌를 한 후에 손바닥을 아래로 해서 무릎 위에 놓고 온몸을 이완시키고 편한 자세로 가다듬는다. 비(鼻)호흡으로 가늘고 균일하고 길게 호흡을 해서 고르게 한 뒤에 전신 모공을 통해 흡기해서 천체우주의 기운을 들이마시고, 호기하면서 인체우주 내의 기운을 모공을 통해 내보내기를 반복한다(8회). 그다음 두 손을 깍지 낀 채로 장심(掌心)을 아래로 해서 묘명선에 놓는다.

자신의 두 눈과 천목의 중간 지점(이점(伊點)의 한가운데)에 의념을 놓은 뒤 단중혈(중단전 부위)을 관한다. 단중을 고요히 비추고 있으면 신과 기가 엉키게 되고 그다음에는 한 물건의 움직임이 있게 된다. 이 발동하는 기운은 절로 상전으로 오른 다음 잠깐 머문 뒤에 머리가 자연스럽게 뒤로 젖혀지면서 백회 쪽을 관한다. 백회 쪽을 관하고 있다 보면 기운이 내려오려는 기미가 보인다. 이때 눈빛을 아래로 내리면서 침을 한번 삼키면 기는 자연스럽게 목을 경유해 중전 쪽으로 내려간다. 눈빛을 떼지 않고 계속 비추고 있으면 배꼽, 하전으로 내려가고 전음(前陰), 회음까지 내려온다.

회음까지 기가 완전히 이른 후에 약간의 의념을 가져 회음에 있는 기를 숨을 내쉬면서 힘껏 땅 밑 깊숙이까지 내어보낸다. 그런 다음 힘껏 숨을 들이마시며 하전으로 갈무리한다. 하전에 들어온 기운을 강행호흡을 한다(24회). 다시 기운을 백회까지 올린 다음(눈빛을 들어 올리면 기는 올라감. 이 모두가 눈을 감은 상태에서 하는 일이다) 다시 처음과 같은 순서로 회음까지 내리고 회음에서 다시 호기해서 땅 밑 깊숙이까지 기를 밀어낸 다음 강하게 흡기해서 하전에 갈무리한다. 반복해서 강행호흡을 한다(24회).

다음에는 하전에 있는 기운을 방광에 내린다. 수렴형 체질인 사람은 '방광 – 비위 – 간 – 폐 – 심장 – 신장 – 방광 – 비위 – 간 – 폐 – 심장 – 신장 – 방광'의 상극조합으로 오행운화를 한 뒤에 하전으로 갈무리한다. 발산형 체질인 경우는 '방광 – 심장 – 폐 – 간 – 비위 – 신장 – 방광 – 심장 – 폐 – 간 – 비위 – 신장 – 방광'의 상극조합 오행운화를 시킨 후 기화된 것을 하전에 갈무리한다. 온양(溫養)한 다음 하전의 단(丹)을 약간의 의념을 가져 몸 전체를 단(丹)으로 만든다.

그다음 지구 전체를 단을 만든 후에 다시 천체우주를 단으로 만든다. 이때 비로소 천인합일(天人合一)의 경지가 된다. 천인합일이 된 상태 그대로 움직임이 없이 정좌해 있다가 다시 단중혈을 관하고 있으면 머리가 자연스럽게 뒤로 젖혀진다. 이때 다시 백회를 관한다. 계속해 관하다 보면 빛이 엉겨 기운이 내려오려 할 때, 머리를 원래대로 바로 하고 그대로 무념무상의 상태로 목욕[39]을 한다. 그런 다음 수공[40]을 한다.

두 손을 묘명선에 놓는 것은 명치 부위는 오행으로 화에 속한다. 깍지 낀 손은 토(土)에 속하는 수인이다. 이것을 화로와 불로 삼는다. 의념을 단중혈이 있는 중전(中田)에 둔다는 것은, 바로 왼쪽에 심장이 위치해 있기 때문이며 심장은 오행으로 화에 속한다. 단중혈

---

39 수련이 끝난 뒤 무념무상으로 그대로 정좌해 있는 것을 말함.
40 행공을 끝마치는 것.

인 중전 부위는 오행으로 목에 해당한다. 목(木)과 화(火)는 함께 어울리게 되면 '성(性)'이 된다. 이점(伊點)의 한가운데로 의념을 가져서 단중을 관하면 금(金)의 기운이 중전으로 내려가 폐의 금(金) 기운과 함께 엉켜 수(水)의 기운이 상응해 올라오게 된다.

그런 후 다 함께 성(性)으로 돌아감이다. 금(金)과 수(水)가 함께하는 것을 '정(情)'이라 부른다. '성(性)'과 '정(情)'이 함께 자리해 조화를 맞추니 정기신(精氣神)이 두루 섞여 융화가 됨이다. 이를 두고 진정한 '금래귀성(金來歸性)'이라 한다. 정(情)이 성(性)으로 되돌아감에 한 번 되돌아오게 되면 계속해 되돌아오지 않는 바가 없음이라, 이것을 가져 다시 오행의 기운으로 운화시켜 하나로 되게 하니 몰록 삼계(三界)를 초탈(超脫)하게 되는 것이다.

**최상승 내공심법은 12단계를 성취해야만 수련할 수 있다.
내공이 약한 사람이 이 심법을 수련하면 신체를 해한다.**

12단계 성수(成數)를 이용한 반절

🌀 金土火木水 – 수렴 Ⅱ형

金火水土木	9, 7, 6, 10, 8	木金火水土	8, 9, 7, 6, 10
土木金火水	10, 8, 9, 7, 6	金火水土木	9, 7, 6, 10, 8
火水土木金	7, 6, 10, 8, 9	火水土木金	7, 6, 10, 8, 9
木金火水土	8, 9, 7, 6, 10	水火金木土	6, 7, 9, 8, 10
水火金木土	6, 7, 9, 8, 10	土木金火水	10, 8, 9, 7, 6
土木金火水	10, 8, 9, 7, 6	水火金木土	6, 7, 9, 8, 10
木金火水土	8, 9, 7, 6, 10	火金木土水	7, 9, 8, 10, 6
金火水土木	9, 7, 6, 10, 8	金木土水火	9, 8, 10, 6, 7
火水土木金	7, 6, 10, 8, 9	木土水火金	8, 10, 6, 7, 9
水火金木土	6, 7, 9, 8, 10	土水火金木	10, 6, 7, 9, 8
火水土木金	7, 6, 10, 8, 9		
水火金木土	6, 7, 9, 8, 10		
土木金火水	10, 8, 9, 7, 6		
木金火水土	8, 9, 7, 6, 10		
金火水土木	9, 7, 6, 10, 8		

※ 水(6), 火(7), 木(8), 金(9), 土(10)에 맞추어 나머지 11체질도 각 체질표에 해당하는 성수를 찾아 반절을 하면 된다.

🌀 金土火木水(陰) - 수렴 Ⅱ형
- 정반수인과 오행반절을 한다.

金 (火, 木) - 7, 8　　　　木 (金, 土) - 9, 10
土 (木, 水) - 8, 6　　　　水 (土, 火) - 10, 7
火 (水, 金) - 6, 9　　　　金 (火, 木) - 7, 8
木 (金, 土) - 9, 10　　　土 (木, 水) - 8, 6
水 (土, 火) - 10, 7　　　火 (水, 金) - 6, 9

土 (木, 水) - 8, 6　　　　水 (土, 火) - 10, 7
火 (水, 金) - 6, 9　　　　木 (金, 土) - 9, 10
木 (金, 土) - 9, 10　　　火 (水, 金) - 6, 9
水 (土, 火) - 10, 7　　　土 (木, 水) - 8, 6
金 (火, 木) - 7, 8　　　　金 (火, 木) - 7, 8

火 (水, 金) - 6, 9
木 (金, 土) - 9, 10
水 (土, 火) - 10, 7
金 (火, 木) - 7, 8
土 (木, 水) - 8, 6

※ 金 수렴 Ⅱ형은 水가 발산형이다. 금 수렴 Ⅱ형을 제외한 다른 11체질도 이와 같이 오행의 숫자에 맞추어 반절을 하고 정반수인을 한다.

金土火木水 – 수렴 Ⅱ형

– 보법오행 수인을 한다.(5 – 6단계의 사법오행 수인과 다름)

金火水土木
土木金火水
火水土木金
木金火水土
水火金木土

木金火水土
金火水土木
火水土木金
水火金木土
土木金火水

土木金火水
木金火水土
金火水土木
火水土木金
水火金木土

水火金木土
火金木土水
金木土水火
木土水火金
土水火金木

火水土木金
水火金木土
土木金火水
木金火水土
金火水土木

보법오행수인

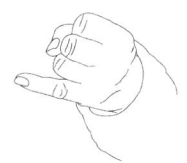

1) 水生北極印('수'를 보(補)해주는 수인)

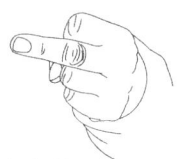

2) 火龍呈祥印('화'를 보(補)해주는 수인)

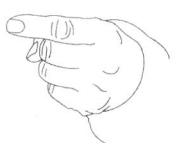

3) 木公指路印('목'을 보(補)해주는 수인)

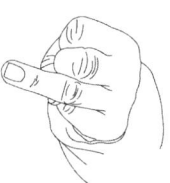

4) 金虎獻瑞印('금'을 보(補)해주는 수인)

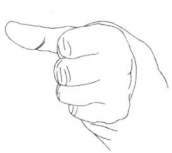

5) 坤后威振印('토'를 보(補)해주는 수인)

🏵 金土火木水 - 수렴 Ⅱ형
- 성수 오행반절과 보법오행수인, 태식호흡을 한다.

金火水土木 (9, 7, 6, 10, 8)　　木金火水土 (8, 9, 7, 6, 10)
金火水土木 (9, 7, 6, 10, 8)　　木金火水土 (8, 9, 7, 6, 10)
金火水土木 (9, 7, 6, 10, 8)　　木金火水土 (8, 9, 7, 6, 10)
金火水土木 (9, 7, 6, 10, 8)　　木金火水土 (8, 9, 7, 6, 10)
金火水土木 (9, 7, 6, 10, 8)　　木金火水土 (8, 9, 7, 6, 10)

土木金火水 (10, 8, 9, 7, 6)　　水火金木土 (6, 7, 9, 8, 10)
土木金火水 (10, 8, 9, 7, 6)　　水火金木土 (6, 7, 9, 8, 10)
土木金火水 (10, 8, 9, 7, 6)　　水火金木土 (6, 7, 9, 8, 10)
土木金火水 (10, 8, 9, 7, 6)　　水火金木土 (6, 7, 9, 8, 10)
土木金火水 (10, 8, 9, 7, 6)　　水火金木土 (6, 7, 9, 8, 10)

火水土木金 (7, 6, 10, 8, 9)
火水土木金 (7, 6, 10, 8, 9)
火水土木金 (7, 6, 10, 8, 9)
火水土木金 (7, 6, 10, 8, 9)
火水土木金 (7, 6, 10, 8, 9)

金土火木水 – 수렴 Ⅱ형

– 오행반절과 보법오행수인, 태식호흡을 한다.

金火水土木　　　　　　　金火水土木
金火水土木　　　　　　　金火水土木
金火水土木　　　　　　　金火水土木
金火水土木　　　　　　　金火水土木
金火水土木　　　　　　　金火水土木

金火水土木　　　　　　　金火水土木
金火水土木　　　　　　　金火水土木
金火水土木　　　　　　　金火水土木
金火水土木　　　　　　　金火水土木
金火水土木　　　　　　　金火水土木

金火水土木
金火水土木
金火水土木
金火水土木
金火水土木

金土火木水 - 수렴 Ⅱ형
– 오행반절과 보법오행수인, 태식호흡을 한다.

金火水土木	金火水土木
金火水土木	金火水土木
金火水土木	金火水土木
金火水土木	金火水土木
金火水土木	金火水土木
土木金火水	金火水土木
土木金火水	金火水土木
土木金火水	金火水土木
土木金火水	金火水土木
土木金火水	金火水土木

金火水土木
金火水土木
金火水土木
金火水土木
金火水土木

🏵 金土火木水 – 수렴 Ⅱ형
– 오행반절과 보법오행수인, 태식호흡을 한다.

金火水土木   木金火水土
金火水土木   木金火水土
金火水土木   木金火水土
金火水土木   木金火水土
金火水土木   木金火水土

土木金火水   金火水土木
土木金火水   金火水土木
土木金火水   金火水土木
土木金火水   金火水土木
土木金火水   金火水土木

金火水土木
金火水土木
金火水土木
金火水土木
金火水土木

金土火木水 – 수렴 Ⅱ형

- 오행반절과 보법오행수인, 태식호흡을 한다.

金火水土木   木金火水土
金火水土木   木金火水土
金火水土木   木金火水土
金火水土木   木金火水土
金火水土木   木金火水土

土木金火水   金火水土木
土木金火水   金火水土木
土木金火水   金火水土木
土木金火水   金火水土木
土木金火水   金火水土木

火水土木金
火水土木金
火水土木金
火水土木金
火水土木金

🏵 金土火木水 - 수렴 Ⅱ형
- 오행반절과 보법오행수인, 태식호흡을 한다.

金火水土木　　　　　　木金火水土
金火水土木　　　　　　木金火水土
金火水土木　　　　　　木金火水土
金火水土木　　　　　　木金火水土
金火水土木　　　　　　木金火水土

土木金火水　　　　　　水火金木土
土木金火水　　　　　　水火金木土
土木金火水　　　　　　水火金木土
土木金火水　　　　　　水火金木土
土木金火水　　　　　　水火金木土

火水土木金
火水土木金
火水土木金
火水土木金
火水土木金

🌸 金土火木水 – 수렴 Ⅱ형
– 오행반절과 보법오행수인을 한다.

金火水土木　9, 7, 6, 10, 8　　木金火水土　8, 9, 7, 6, 10
土木金火水　10, 8, 9, 7, 6　　金火水土木　9, 7, 6, 10, 8
火水土木金　7, 6, 10, 8, 9　　火水土木金　7, 6, 10, 8, 9
木金火水土　8, 9, 7, 6, 10　　水火金木土　6, 7, 9, 8, 10
水火金木土　6, 7, 9, 8, 10　　土木金火水　10, 8, 9, 7, 6

土木金火水　10, 8, 9, 7, 6　　水火金木土　6, 7, 9, 8, 10
木金火水土　8, 9, 7, 6, 10　　火金木土水　7, 9, 8, 10, 6
金火水土木　9, 7, 6, 10, 8　　金木土水火　9, 8, 10, 6, 7
火水土木金　7, 6, 10, 8, 9　　木土水火金　8, 10, 6, 7, 9
水火金木土　6, 7, 9, 8, 10　　土水火金木　10, 6, 7, 9, 8

火水土木金　7, 6, 10, 8, 9
水火金木土　6, 7, 9, 8, 10
土木金火水　10, 8, 9, 7, 6
木金火水土　8, 9, 7, 6, 10
金火水土木　9, 7, 6, 10, 8

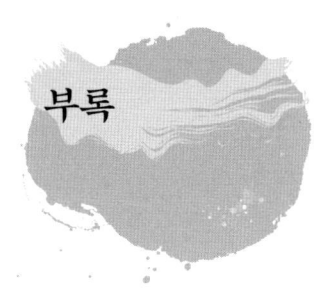

묘명선(妙命線)과 복명선에 관한 이야기

좌선을 하던 중에 내공선(內功線)이 두개가 더 있다는 것을 알았다.
 바로 구미혈(鳩尾)과 척중혈(脊中)을 잇는 선과 중완(中脘)과 명문(命門)을 잇는 두개의 선이다. 구미혈은 속칭 명치라고 하는데 이곳에서 등 뒤쪽에 흐르는 독맥의 척중혈을 잇는데 척추의 중심이란 뜻이다.
 이곳은 흉부와 복부를 잇는 요혈(要穴)로서 만약 이 선을 타통하지 못하고 신(神)이 나가게 되면 음신이 나가게 된다. 장력선(壯力線)이 타통된 뒤에 이 선이 타통되어야 한다. 먼저 단선이 열려서 음신이 나가는 습관이 되면 양신출각하는 것이 전혀 불가능한 것은 아니나 매우 어렵게 된다. 나는 이 선을 이름하길 묘명선이라고 했다. 다음에 중완과 명문을 잇는 선을 복명선(復命線)이라 이름했다. 천수(天壽)를 받은 본래의 명(命)으로 회복된다는 뜻이다. 내가 체험한 바로 내공선이 타통되는 순서를 보면 아래와 같다.

성선→수명선→반사선→장력선→묘명선→복명선→단선→보명선

 여조사(呂祖師)가 3,000명의 제자를 거두어들여 800여 명의 목숨을 잃어가면서 만들어낸 귀중한 내공선이다. 수련을 함에 있어 참으로 도움이 많이 된다. 본인은 여기에 새로이 내공선을 두개 발견했으니 모두 여덟 선이 된다. 수행하시는 분들은 내관하는 중에 이 묘명선과 복명선을 한번 찾아보시길 권한다. 관음음양오행 12단계 수행법에서는 제 7단계 공부법에 들어서 타통되는 선이다. 이 묘명선을 열지 않고 단선이 먼저 열려서 음신이 먼저 나가는 것은 귀신과 진배없는 상태라 말할 가치조차 없다. 속칭 유체이탈이란 것인데 이러한 현상을 가지고 양신이 나갔다고 망언을 하는 사람들이 더러 있다. 필히 경계를 해야 되는 부분이다. 간혹 되는 진식을 가지고 태식이 된다고 하는 것과 같은 어리석음을 범하고 있는 것이다. 진식은 범식을 하던 중에 혹은 자연호흡을 하던 중에 저절로 되는 것이고 정해진 운행 노선이 없는 것과는 달리 태식은 자신의 의지로 할 수 있고 그 운행 노선이 정해져 있는 것이다. 보명선이 열려야 태식은 된다고 하는 설이 있다. 허나 태식은 내가 내관을 통해 관찰해 본 바로는 태식의 운행 노선은 생사규(生死竅)에서 정문(頂門)까지였다. 태식이 되는 것은 바로 묘명선이 열려야 이루어지는 것이었다. 즉 보명선과는 관계가 없었다. 양신출각 또한 보명선을 열지 않고도 될 수가 있다는 말이다. 단선으로 양신이 출입하므로 이러한 것이다. 허나 보명선을 열지 않고 양신출각을 하면 위험이 있고 보명선을 타통한 뒤에 양신이 나가게 되면 안전하다는 것의 차이다. 어쨌든 내공선 가운데에서 제일 마지막으로 타통되는 것이 보명선이었다. 우리 관음음양오행 12단계수행법에서도 11단계에 보명선이 타통된다. 그야말로 불자가 화신을 나투는 준비를 다 하게 된 것이다.

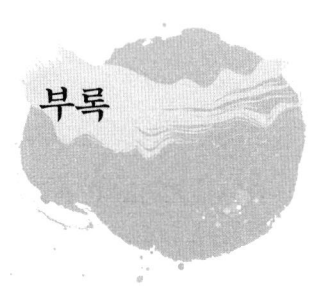

부록

마군중(魔群衆)을 조복(調伏) 받는 법

어떻게 하면 마군중의 조복을 받을 수 있을까? 부처님의 가신 지가 오래되어 마의 세력이 날로 성해지고 있다. 하지만 자신에게 마군중이 도래했을 때 어떻게 해야만 물리칠 수가 있는지 아무 데서고 방법을 찾아낼 수가 없는 게 지금의 현실이다. 서적에서는 역대로 큰스님들이 간혹 마군중을 조복 받고 하는 글귀가 보이지만 어떻게 조복 받는가 하는 방법은 나와 있질 않다. 영가가 붙거나 접신이 되고 하는 것은 절에서 구병시식이나 천도를 하면 되지만 이 마군중은 글자 그대로 마의 무리들이 나타나서 수행하는 사람을 괴롭힌다. 이들은 신통이 자재해서 수행하는 사람의 시신경에 장난을 쳐서 갖은 환상이 나타나게 한다. 나타나는 증험도 이게 참인가 아니면 마의 경계인가를 잘 가려낼 줄 알아야 된다.

아무튼 이 마군중들은 아주 교활하고 악랄무비하면서도 집요하다. 이들의 계략에 말려들면 사람을 탈진되게 만들어 정신착란에까지 가게 된다. 아니면 자살을 한다거나 해서 수행을 하지 못하게 된다. 그렇지 않으면 마군중의 꼭두각시가 되어 평생을 마군중의 권속으로 살게 된다. 그 업은 너무나 막중해 무간지옥에 떨어지는 것은 명약관화한 일이다. 이 마군중들은 자기가 하는 짓이 나쁜 것인 줄도 모르고 수행자를 괴롭힌다. 윤회에 들지도 않고 계속해 마의 무리로 살아가고 있다. 이게 다 환이지만 마군중들은 깨닫지 못하고 그 속에서 신통을 부리면서 그게 다 전부인 양 수행자를 괴롭게 하는 일을 주업으로 한다.

내가 어느 날 마군중의 기운을 정화하면서 그들에게 말하길 이렇게 뛰어난 머리와 그 강한 집념으로 왜 도를 닦지 않고 수행자를 괴롭히는 못된 짓만 골라 하느냐고 너희들도 참 가련한 신세라고 말했다. 수인과 다라니의 파워 정도와 이면에 내재된 것을 알게 된 모든 공로는 마군중이라 할 수 있다. 어떤 수인[41]과 어떤 진언은 몇 시간만 사용하면 마군중에게 파해되어 못쓰게 되고, 또 다시 수인을 개발해서 새로운 다라니[42]를 염송하면 얼마 동안 효과가 있다가 없어지는 것을 반복하다 보니 수인과 다라니 안에 내재된 오행의 프로그램을 알 수가 있었고 파워 정도를 알 수가 있게 된 것이다. 그리고 아무 다라니나 다 사용할 수 있는 게 아니고 자기 체질과 같은 운동 방향의 구조를 가진 다라니를 사용해야만 된다는 것도 알게 되었다.

내관을 통해서 이러한 모든 것을 읽어낼 수 있게 된 뒤부터 마군중

---

41 손가락으로 갖가지 인(印)을 짓는데 도교에서는 수결이라고도 한다. 부처님의 비밀스런 몸짓을 상징한다. 부처님이 부다가야에서 대각을 성취하실 때 오른 손으로 지면에 대어 대지의 신을 불러내었다고 함. 이를 항마촉진이라고 한다.
42 부처님의 비밀스런 언어라 한다. 일반적으로 진언은 짧은 것을 말하고 문장이 다소 긴 것은 다라니라고도 하는데 통칭 같은 의미로 사용되고 있다.

을 물리치는 것이 아주 수월해졌다. 맑지 못하고 탁하게 사는 사람들의 몸에는 많은 영가들이 붙어 있다. 분명 몸이 무겁고 건강치 못한 상태인데도 본인은 깨닫지 못하고 피로해서 그러겠지 하고 생각하고 만다. 마군중들은 이러한 사람들의 몸에 붙어있는 영가들까지도 이용해서 수행자를 괴롭힌다. 2년간의 투쟁 끝에 마군중을 완전 조복 받으면서 어떻게 하면 마군중을 조복할 수 있는가 하고 방법을 알게 되었으니 그 방법을 여기에 기록해서 마군중에 고통받는 이들에게 도움이 되고자 한다.

몸에 있는 일반적인 병은 자신의 체질과 거의가 다른 오행의 기운이다. 즉 운동 방향이 다르다. 발산형의 체질이면 신체에 들어있는 병은 대부분 체질과 다른 운동 방향이다(같은 방향도 있다). 그러나 외부로부터 침입한 마군중이나 영가나 접신되어 있는 자의 몸에 붙어 있는 영혼들은 자신의 체질과 같은 운동 방향이다. 수렴형이면 마군중이나 영가는 수렴형이고, 자신의 몸이 발산형이면 붙어있는 마군중이나 영가들도 발산형이다.

이런 연유로 수인과 자기 체질에 맞는 다라니를 염송함으로써 간단하게 마군중을 물리칠 수 있고 마군중에 비해서는 격이 훨씬 낮은 잡신이나 영가(세속에서는 빙의라고 함)들은 쉽게 물러가게 할 수 있다. 마군중이란 관문을 통과해야만 대각을 성취했다고 할 수 있다. 이 관문을 통과하지 않고는 깨달음을 성취했다고 할 수 없다. 아무런 장애가 없는 순경계에서 선정에 드는 것은 누구나가 쉽다. 이런 마군중의 장애가 있는 역경계에서 힘을 얻어야만 진정한 공부라 할 수가 있는 것이다.

도라고 하는 것은 그렇게 어렵지도 않은 것이다. 실답게 자기를 비우는 것을 체(體)로 해서 청정함을 용(用)으로, 함이 있는 유위(有爲)의 공부에 입문해서 함이 없는 무위(無爲)의 공부로 끝마치면 된다. 처음부터 상승 공부를 탐하지 말고 마치 사다리를 오르듯이 맨 아래서부터 빠짐없이 수행하다 보면 점을 찍는 날이 오는 것이다. 쉽지도 않지만 또한 어렵지도 않은 게 사실이다.

모든 게 음양의 이치에 드러나 있다. 마군중이나 영가 역시 음양의 이치를 벗어나지 못한다. 명확한 이치만 서 있다면 아무런 두려울 게 없다. 이러한 삿된 마의 무리들을 물리칠 때 절대로 두려움이나 화를 내어서는 안 된다. 마음을 차분히 안정시키고 상대가 공격해오더라도 절대로 같이 공격을 하면 안 된다. 이 모두가 환이라고 여기고 수인을 잡고 다라니를 염송하면 물러가게 되어 있다. 한 번 공격을 받고 마군중을 응대치 않고 고요히 앉아 수인과 다라니를 사용해 작법해서 물리치면 자신의 내력이 훨씬 증가되어 있음을 느끼게 된다. 마군중의 공격이 언제 끝나는가 하고 조바심도 금물이다. 일념으로 자기의 체질에 맞는 다라니를 염송하면 마군중은 물러가게 되어 있다. 물러가면 그대로 정좌해서 정(定)에 들어가면 된다. 한결 홀가분하고 수월해진 상태라 정에 들어가기가 쉽다.

마군중과의 대적은 바로 생사의 관두에 섰다고 보면 된다. 생사의 갈림길에 섰다 나오면 그만큼 마음은 고요해지는 것이다. 이때를 놓치지 말고 정진을 하면 얻는 바가 적지 않을 것이다. 물론 얻는 바가 없는 얻음이겠지만 도에 향상함은 매우 크다. 다라니를 사용할 때 어느 하나만 가지고 오래 해보면 오행 가운데에서 하나의 성질이 지나쳐 사기(邪氣)가 되는 수가 있으니 주의를 해야 된다. 마군중이나 영가들은 거의 다가 한습의 기운이다. 처음엔 미물로 나타나다 또 신광과 같은 빛으로 나타나 괴롭히다 나중엔 체내에 들어와 기운으로 화해 곳곳에 경락을 한습의 기운으로 막아놓는다. 뚫어놓으면 막고 하기가 반복이다. 이런 연유로 한기를 몰아내기 위해 '화'행에 속한 다라니를 너무 많이 한 결과 오히려 사기로 변해서 머리에 엄청난 통증을 수반해서 혼난 적이 있다. 다라니를 사용할 때는 반드시 이 책 안에 수록된 체질표에서 자기 체질을 찾아내어 오행에 구비된 다라니를 찾아 수인과 같이 하면 이런 잘못을 범하지 않게 된다. 신체 부위 가운데서 아주 차가운 곳이 있다면 영가가 붙어 있을 가능성이 아주 크다. 그들이 체내로 들어오면 뜨거운 기운을 싫어하므로 우선 자기들이 들어 있는 곳의 경락을 막아놓아 기혈이 통하지 않으므로 그 부위가 차갑게 되고 또한 아프게 되는 것이다. 이런 현상을 없애자면 우선 그 부위가 어느 행에 속하는가를 판별하고 그에 맞는 다라니를 사용하면 참으로 쉽게 해결이 된다. 만약 영가가 아닌 마군중이라면 아주 집요하므로 시간이 좀 걸리지만 그래도 여유롭게 퇴치시킬 수가 있다. 각 부위별을 오행으로 분류하자면 7개의 차크라를 배대해서 생각하면 된다.

〈신체 부위별 오행 분류〉

1번 뿌리차크라(물라다라차크라) – 토
2번 천골차크라(스와디스타나차크라) – 수
3번 태양신경총차크라(마니푸라차크라)[43] – 화
4번 가슴차크라(아나하타차크라) – 목
5번 목차크라(비슈다차크라) – 금
6번 이마차크라(아가냐차크라) – 금
7번 크라운차크라(사하스라라차크라) – 금

 일반적으로 대부분 마군중이나 영가들은 2번 차크라인 천골 차크라의 위치에 많이 들어 있다. 2번 이외에는 신장과 머리 쪽에 들어 있다. 천골 차크라의 위치는 하복부 쪽이다. 신장과 하복부 쪽이면 오행 중에 '수'에 해당한다. 그래서 자신의 체질에 맞는 수에 해당되는 다라니를 찾아서 수인과 함께 염송하면 비교적 수월하게 물리칠 수가 있다. 머리 쪽에 있으면 '금'에 속하는 다라니를 찾아서 사용하면 된다. 처음부터 너무 파워가 강한 다라니를 사용하지 말고 낮은 단계의 다라니를 사용한 후 높은 단계로 올리는 것이 바람직하다. 낮은 단계의 다라니는 효력이 금방 나타나고 높은 단계의 다라니는 자신의 공력이 높아져야만 효력이 나타난다.
 또 하나의 방법이 있는데 이것은 붙어 있는 영가나 마군중의 오행 성질을 바로 내관을 통해 파악해서 정반법의 수인으로 바로 작법해서 퇴치할 수가 있다. 이것은 근본의 차원에서 해결하는 방법이다.

---
43 일반적으로 태양신경촌차크라는 배꼽에서 명치까지를 이야기한다. 그렇게 되면 오행 중 '화'에 해당하는 것으로 되는데, 필자의 내관을 통해 좀 더 면밀히 관찰해 본 결과 배꼽이 '토'에 해당되고 태양신경촌차크라는 명치 부위로 '화'로 세분화됨을 알 수 있었다.

이 방법은 신광 아란야에 와야만 알려줄 수가 있다. 왜냐하면 내관을 통해서 그들의 내재된 프로그램을 읽어야 되기 때문이다. 이들이 한곳에 고정되어 있는 경우가 많지만 부위를 옮겨 가며 사람들을 괴롭히는 경우도 있다. 마군중을 조복 받고 영가나 접신이 된 것을 해결하는 방법으로는 지금 세간에서 사용되는 것보다는 아주 탁월한 효과를 발휘하는 근본적으로 치유가 된다. 그리고 이들은 무조건 퇴치하려고만 마음먹지 말고 그들을 천도하는 마음으로 보내는 자비로운 심정을 가져야만 된다. 반드시 어떤 인연 업보의 소치로 자신의 몸에 붙어 있게 된 것이다.

또 이러한 인연으로 수행을 할 수 있는 계기가 되므로 얼마나 좋은 것인가. 밖으로만 치달리는 마음을 다잡아서 빛을 안으로 갈무리하고 호흡을 조절해서 고요히 앉아 심검(心劍)으로 모든 망상 잘라버리고 고향 가는 길을 찾아본다. 구처기의 〈비전대단직지〉에 보면 "빛을 돌이키고 숨을 조절함을 밝게 알고져 한다면 모름지기 관음당(觀音堂)의 묘용을 알아야 한다. 관음당이란 어떠한 것인가? 관은 눈에 속하고 음은 귀에 속한다. 눈은 심장에 속하고 귀는 신장에 속한다. 심신이 서로 만나는 곳이 바로 관음당이다. 이것으로 한 몸의 신기를 주지함이라. 그 방법은 두 눈을 모아 마음을 미간에 두고 심신을 모두 이곳에다 거두어들인다. 이른바 건곤대지를 모두 거둬들인다는 것이 바로 이것이다.

欲明回光調息. 順知觀音堂之妙用
觀音堂者何 觀屬眼 音屬耳 眼屬心 耳屬腎

心腎相接處 爲觀音堂 主持一身神炁者也

基法自兩眼角收心一處 收到兩眼中間

以一身 心身 盡收此處 所謂 "乾坤大地 一起收來" 是也

공부란 것이 이처럼 요령이 있는 것이다. 요령을 얻으면 쉽게 할 수 있는 게 공부인데 무작정 죽은 고목나무같이 화두 하나 들고 앉아 있다고 공부가 되는 게 아니다.

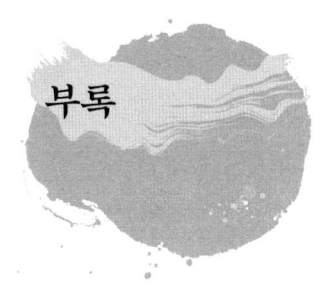

부록

수인(手印)과 다라니의 작법

불법에 귀의해 수행하면서 다라니를 염송한 거라곤 기도할 때 천수경에 나오는 다라니를 외운 것이 전부였다. 이 다라니 안에 내재된 힘이라든가 영험 등은 그냥 조금 미신적이지 않나 하고 생각을 했었다. 이런 연유로 별반 중요하게 생각지 않다가 어떤 인연이 도래했던지 며칠간 다라니를 염송하는 정진을 해보았는데 생각지도 않게 이 속에서 엄청난 위력이 나옴을 보게 되었다.

신라 원효 대사도 〈기신론소〉에서 말하길 "모든 마(魔)를 다스리는 사람은 응당히 대승의 모든 마를 다스리는 주문을 외우라"고 했다. 마하지관에도 "마병(魔病)은 반드시 깊은 내관의 수행력과 위대한 신주(神呪)를 써야만 치유될 수 있다"고 했다. 수행하면서 여태껏 별로 중요치 않게 여기다가 다라니가 이때부터 나에게 참으로 흥미 있는 것으로 다가왔다. 염송하는 것만큼 바로 실효를 거둔다는 것도 알게 되었다. 이런 연유로 옛 스님들이 다라니를 매우 중요하게 여겼구나 하는 것이 확연하게 이해가 되었다. 예전에 주변 스님들이 능엄주를 염송하는 것이 좋다고 해서 발음하기가 어려워서 혓바닥이 잘 돌아가지도 않는 주문을 외웠다. 며칠 하다간 이게 무슨 영험이 있겠나 하고 그만 두고 한 것이 몇 차례나 되었다. 이게 모두가 신심이 하열해서 집중적으로 깊이 있게 해보지 않아서 일어난 현상이다. 옛 스님들이 중요하게 여긴 데에는 반드시 이유가 있는데도 그러한 부분을 간과한 것이다.

그런데 마군중이란 관문을 통과하면서 다시 한 번 다라니에 대한 위력과 중요함을 절감했다. 2년간 마군중과 투쟁하는 시간 속에 저절로 다라니에 대한 연구와 분석 및 비교가 진행되었다. 진언집(眞言集) 서문에 보면 "크도다! 부처님이 설하신 다라니여! 다라니는 총지(總持)라고 한다. 총지라는 뜻은 온 시방법계와 의처(依處) 등을 말함이다. 부처님의 입으로 생하여서 다시금 무량문을 이룬다. 그러한 즉 신(神)도 사용함에 있어 헤아리기가 어렵고, 드러내고 감추고 함에 장애됨이 없다"고 했다. 또한 이르기를 탁한 것을 버리고 광명을 나타내고 삿된 것을 꺾고 바른 것을 나타냄에 있어 이것보다 나은 것은 없다고 했다. 그리고 단 일념 간이라도 마음을 여의지 않는 것은 오직 이 다라니뿐이라고 했다. 이번 마군중을 조복 받으면서 체험하게 된 것은 수인과 다라니의 작법을 통해 인체 내부에 있는 내공선이 수월하게 타통이 된다는 것이다. 우리 관음음양오행 12단계 수행법에서는 11단계의 공부를 성취하면 인체 내부에 있는 8개의 내공선이 전부 타통이 된다. 천목혈인 성선, 가슴에 있는 장력선, 필자가 수행하면서 새로 발견한 명치인 구미혈과 등 뒤 척중혈을 잇는 묘명선과 중완과 명문을 잇는 복명선, 배꼽에서 명문으로 이어지는 보명선, 그리고 하단전에서 미려로 이어지는 수명선, 또한 수직으로 이어지는 백회에서 회음으로 잇는 반사선과 천문에서 전음으로 잇는 단선 이렇게 모두 8개의 내공선이다. 인체 내에 있는 이 내공선이 모두 타통되고 몸이 완전히 진양의 기운으로 되면 불자가 화신을 나툴 수가 있는 것이다. 선도에서는 양신출각이라고 표현한다.

  필자의 수행적 체험으로는 좌선을 하면서 수인과 다라니 염송을 병행해서 한 결과로 내공이 증폭되고 그 힘에 타서 내공선이 전부 타통이 되었던 것이다. 물론 제일 큰 근본 원인은 관음음양오행 조절법으로 음양오행의 조절이 되어 이루어진 것은 말할 필요가 없다. 이런 연유로 해서 관음음양오행 12단계 수행법을 닦을 때는 꼭 수인과 다라니 작법을 하는 것을 권유한다. 수인은 필자가 개발한 정반법수인이 있다. 그리고 마군중과의 생사의 관두에 선 투쟁에서 실제적 체험을 통해 각기 다라니에도 오행의 성질이 따로 있고 파워의 정도도 모두가 다르다는 것을 알게 되었다.

  이 책이 출간되어 나간 후로 다시 수인과 다라니에 대한 책을 출간할 예정이다. 각기 다라니의 성질을 오행에 맞춰 분류해서 배대해 놓았고 다라니의 파워 정도도 상, 중, 하로 나누어 분류해 놓았다. 다라니도 자신의 체질에 맞는 것이 있고 맞지 않는 것이 있다. 만약 발산형 체질의 사람이 발산형의 오행구조를 가진 다라니를 염송하면 인체에 유익하나, 수렴형의 오행구조를 가진 다라니를 염송하면 오히려 힘이 빠지고 해가 됨을 알게 되었다.

자기체질에 맞는 다라니를 자신의 공부 단계와 맞춰 사용하면 공부를 빨리 성취할 수가 있고 내공이 증폭이 되는 것을 스스로 체험하게 될 것이다. 그리고 몸에 있는 병 또한 자신도 모르는 사이에 치유가 됨을 느끼게 될 것이다. 그러면 왜 이렇게 되는가를 한번 궁구해보면 바로 음양오행의 조절이 되면서 인체가 균형을 되찾아 저절로 건강이 회복되어지는 것이다. 우리 몸에 있는 가장 근원적인 음양과 오행을 조절하니 몸속에 정기가 가득하고 사기는 물러가니 진양(眞陽)의 기운이 계속해 자라나고 사음(邪陰)의 기운이 날로 사라지니 건강해지지 않는 것이 이상한 것이다. 체력과 용모 또한 젊어져 있음을 느끼게 될 것이다.

한 가지 유의할 점은 앞의 글에서도 잠깐 언급했지만 다라니를 너무 많이 염송해도 사기(邪氣)가 되어 몸을 해치게 된다. 다라니가 내 몸을 지켜주고 공력을 높여주는 좋은 호신부가 되지만 너무 지나치면 화를 초래한다는 뜻이다. 사기는 사람의 체질과 유형이 똑같이 12가지의 기운으로 나누어져 있다. 만약 다라니를 염송하는 기도를 할 때에 아랫배가 아프면서 매우 차갑다거나 머리가 갑자기 아프다거나 몸에 불량 반응이 나타나면 다라니의 지나친 염송으로 인한 증상이다. 이때에는 앞서 언급한 운기방향 테스트 방법을 이용해 12사기표에서 힘이 들어가는 것이 바로 몸속에 침범한 사기이다. 이를 물리치는 방법은 정반법수인과 반절을 하면 쉽게 해결할 수가 있다.

정반법(正反法)의 법칙

'수'일 때 '수'를 정극(正剋)하는 것은 '토'이다. 그래서 토의 성수(成數) 10을 사용하고 수를 반극(反剋)하는 것은 '화'이다. 이러한 관계로 화의 성수인 7을 사용한다.

'화'일 때 '화'를 정극하는 것은 '수'이다. 그래서 수의 성수인 6을 사용하고 화를 반극하는 것은 '금'이므로 금의 성수인 9를 사용한다.

'목'일 때 목을 정극하는 것은 '금'이다. 그래서 금의 성수인 9를 쓰고 목을 반극하는 것은 '토'이므로 토의 성수인 10을 사용한다.

'금'일 때 금을 정극하는 것은 '화'이다. 그래서 화의 성수인 7을 사용하고 금을 반극하는 것은 '목'이므로 목의 성수인 8을 사용한다.

'토'일 때 토를 정극하는 것은 '목'이다. 그래서 목의 성수인 8을 사용하고 토의 반극이 '수'이므로 수의 성수인 6을 사용한다.

모든 병이 형성되는 것은 이 사기(邪氣) 때문이다. 사기만 제대로 해결하면 인체 내에는 정기가 충만해서 병에 걸리지 않는 건강한 신체를 유지하게 된다. 정반의 숫자대로 반절을 하고 난 뒤에 차례대로 정반법수인을 1분씩의 간격으로 10번의 수인을 잡고 나면 사기가 모두 빠져나간다.

⟨12 사기(邪氣)표⟩

수 발산형	수	목	화	토	금
	10,7	9,10	6,9	8,6	7,8
	목	화	토	금	수
	9,10	6,9	8,6	7,8	10,7
화 발산형	화	토	금	수	목
	6,9	8,6	7,8	10,7	9,10
	토	금	수	목	화
	8,6	7,8	10,7	9,10	6,9
목 발산형	목	화	토	금	수
	9,10	6,9	8,6	7,8	10,7
	화	토	금	수	목
	6,9	8,6	7,8	10,7	9,10
금 발산형	금	수	목	화	토
	7,8	10,7	9,10	6,9	8,6
	수	목	화	토	금
	10,7	9,10	6,9	8,6	7,8
토 발산형	토	금	수	목	화
	8,6	7,8	10,7	9,10	6,9
	금	수	목	화	토
	7,8	10,7	9,10	6,9	8,6
수 수렴 I 형	수	금	토	화	목
	10,7	7,8	8,6	6,9	9,10
	금	토	화	목	수
	7,8	8,6	6,9	9,10	10,7
수 수렴 II 형	수	금	토	화	목
	10,7	7,8	8,6	6,9	9,10
	금	토	화	목	수
	7,8	8,6	6,9	9,10	10,7
	금	수	목	화	토
	7,8	10,7	9,10	6,9	8,6

	화	목	수	금	토
화 수렴	6,9	9,10	10,7	7,8	8,6
	목	수	금	토	화
	9,10	10,7	7,8	8,6	6,9
목 수렴	목	수	금	토	화
	9,10	10,7	7,8	8,6	6,9
	수	금	토	화	목
	10,7	7,8	8,6	6,9	9,10
금 수렴 I형	금	토	화	목	수
	7,8	8,6	6,9	9,10	10,7
	토	화	목	수	금
	8,6	6,9	9,10	10,7	7,8
금 수렴 II형	금	토	화	목	수
	7,8	8,6	6,9	9,10	10,7
	토	화	목	수	금
	8,6	6,9	9,10	10,7	7,8
	수	목	화	토	금
	10,7	9,10	6,9	8,6	7,8
토 수렴형	토	화	목	수	토
	8,6	6,9	9,10	10,7	7,8
	화	목	수	금	토
	6,9	9,10	10,7	7,8	8,6

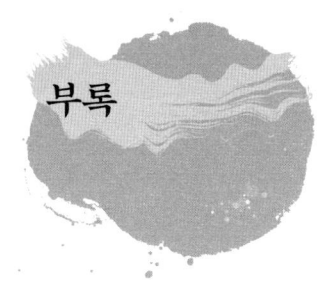

불보살 명호에 대한 이해

부처님과 보살님들의 명호는 어떠한 성질을 띠고 있고 어떤 위력이 내재되어 있을까 해서 내관을 통해 관찰해본 결과 참으로 놀라운 것을 발견했다. 모든 사물은 오행에 배대해서 귀속시킬 수 있으며 또한, 운동 방향도 수렴형인 음의 성질과 발산형인 양의 성질로 나누어져 있다고 앞에 쓴 글에서 얘기했다. 우리가 신행 생활을 통해 염송하고 있는 다라니도 오행분류와 함께 수렴형의 성질과 발산형의 성질로 완전히 구분되어 있다.

그러나 불보살님들의 명호만큼은 오행의 분류는 되었지만 운동 방향이 수렴형과 발산형을 초월해서 수렴형의 체질인 사람과 발산형 체질인 모든 사람들에게 다 효력이 나타나는 것을 발견했다. 예를 들자면 능엄신주와 신묘장구대다라니는 불교인들이라면 누구나 다 아는 다라니이다. 그러나 이 두 다라니는 모두 수렴형 성질의 다라니라 발산형 체질의 사람이 염송하면 오히려 해가 되는 것을 내관을 통해서 알아냈다. 그런데 불보살님들의 명호는 이러한 한계를 벗어나 체질에 구분 없이 다 효력이 있는 것을 보고 참으로 불가사의하고 신통하다고 생각했다. 조금 총명한 이들이 이런 말을 하기도 한다. "대부분의 불보살 명호들이 대승경전이 세상에 나오면서 창작되어진 것이다."라고 말하면서 믿을 게 못 된다고 주장한다.

그러나 이 사람들은 역사적인 사실만 인식했지, 불법의 일체유심조란 도리를 간과해서 한 말이다. 어떤 수행자가 대원을 세워 약사불이 되어 중생을 병고의 고통으로부터 구제하길 원하면 그 수행의 정도에 따라 원을 이룰 수가 있는 것이다. 석가모니도 범부에서 수행을 통해 부처가 되었듯이 모든 수행하는 사람들이 큰 서원을 발하여 수도하면 불보살의 과위에 오를 수가 있는 것이다. 법장비구가 대원을 세워 수행을 통해 아미타불이 된 것과 같은 것이다. 아무튼 불보살님들의 명호는 다라니와는 달리 모든 체질의 사람들에게 다 적합한 사실이 경이롭게 느껴졌다. 불보살 명호를 오행으로 분류하면 다음과 같다.

비로자나불 – 화	보현보살 – 목
노사나불 – 금	문수보살 – 금
석가모니불 – 토	지장보살 – 화
아미타불 – 금	나반존자 – 화
관세음보살 – 목	제대성중 – 금
약사여래불 – 수	

이 모두가 내관을 통해서 알아낸 것이다. 성명학에 나오는 소리음양오행을 보면 이렇게 분류해놓았는데

```
ㄱ,ㅋ – 목              ㅅ,ㅈ,ㅊ – 금
ㄴ,ㄷ,ㄹ,ㅌ – 화         ㅁ,ㅂ,ㅍ – 수
ㅇ,ㅎ – 토
```

이런 분류 방법은 크게 잘못된 것이다. 한 단어를 가지고 각 나라마다 발음이 다른데 이렇게 되면 우리나라에서는 '수'에 해당되는 것이 중국에서는 '금'에 해당될 수도 있고 일본이나 다른 나라에서는 또 다르게 될 수가 있는 것이다. 한 예로 김 씨 성은 중국에서는 진(jin)이라 발음되고 박 씨란 성은 중국에서는 피아오(piao)라고 발음된다. 실제 수행을 통해 내관에서 바라본 결과 세간에서 통용되고 있는 많은 것들이 잘못된 것을 그대로 사용하면서 전해져 내려와 진리인 양 고착되어 버린 것이라 할 수 있다. 체질론 역시 마찬가지로 실제 수행을 통해 내관으로 살펴보지 않고 머리로써만 분류를 하려고 했으니 완성된 체질론이 나오지 못했던 것이다. 각설하고 수행하는 데 있어 도움이 될 것 같아 불보살님들의 명호를 오행으로 분류해서 정리를 해 놓은 것이다. 많은 사람들이 맞게 사용해 도움이 되었으면 한다.

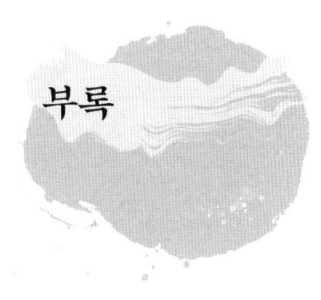

소주천 타통과 대도(大道)를 찾아가는 송(頌)

 필자가 중국에서 참선과 단도(丹道) 수련을 병행해서 수행할 때 발표했던 글 중에서 두 편을 골라서 수록한다.
 수행에 처음 착수하고져 하는 이들의 신심을 고양시키는 데 도움이 될까 해서다.
 첫 번째의 글은 소주천을 타통할 때의 광경을 적어서 발표했었는데 당시에 많은 이들이 이글을 보고 신심을 내어 폐관(閉關) 수련하는 데 참가하러 왔었다.
 강소 성 금화 시에 있는 도교 사원이었다. 황대선조궁(黃大仙祖宮)이었는데 폐관 수련과 내단양생 강좌(內丹養生講座)가 함께 개최되어 있었다.
 이곳에서 멀지 않은 곳에 많은 신선들이 수도했다는 조진동(朝眞洞)과 쌍룡동(双龍洞)이 있다. 필자도 조진동이란 동굴에서 수련을 했었는데 몸에서 삼시구충(三尸九蟲)이 나왔고 공중부양의 초입 단계라는 선반(旋盤)의 경험까지도 했었다. 무릇 수도하는 자들은 반드시 동굴수행을 해야 될 필요가 있다. 각설하고, 필자가 소주천을 타통할 때 광경이다. 새벽에 평행공을 수련하고 온 뒤 아침 9시에 선생님이 통관(通關)할 시기가 이미 도래했다고 준비를 하란다. 이에 머리를 조아려 향을 사르고 천지에 고했다. 단(壇)을 설치하고 결가부좌해서 정좌하고 호흡을 고르고 마음을 고요히 했다. 그 뒤에 바로 고로소정(固爐燒鼎)에 들어갔는데, 하단전이 타는 듯이 뜨겁고 진동을 하면서 미친 듯이 뛰기 시작했다. 기가 독맥과 임맥을 따라 상행했는데 미려(尾閭), 협척(夾脊), 옥침(玉枕) 뒷 삼관을 한 번에 뚫어버리고 천목혈이 마치 폭발한 것처럼 펑하고 터진 것 같았다. 온몸이 뜨거우면서 팽창했다. 몸 주위 사방으로는 별빛이 찬란했고 마치 폭죽놀이 하는 듯했다. 혓바닥은 말려서 목젖을 막아 커커하고 소리를 내면서 견디기 힘들다는 느낌이었는데 이때 펑하는 소리와 동시에 한 줄기 뜨거운 열류(熱流)가 임맥으로부터 아래 하단전으로 주입되고 그 뒤에는 기가 마치 수레바퀴처럼 임독 양 맥을 돌았다. 회전하는 속도가 느리게 돌 때는 흰빛이었고 그 속도에 따라 보이는 색상이 마치 여러 가닥의 빛을 묶어 놓은 것 같았다. 한 군데도 막힌 곳 없이 환하게 통해 유연자득(悠然自得)했다. 이와 같이 십여 분 정도 회전한 뒤에 수련을 마쳤다. 온몸이 땀으로 범벅이 되었지만 참으로 가뿐하고 유쾌한 심정이었다."

上午九時 老師說 時機已到 準備通關 于是 頓首焚香 禱告天地 布置設壇 双盤靜坐 調息靜心

固爐燒鼎 只覺得 下田燒熱 震動狂跳 隨之 會陰跳動 氣隨督脈 任脈上行 尾閭夾脊玉枕 後三關 一通而過 天目如爆炸一般 全身燥熱膨脹 身軀四周 星光燦爛 如同煙花綻放 大舌頭 往裏縮進

堵住咽喉 哽咽難受 咕咚兩聲 一股熱流 從任脈而下 注入下田 隨後 氣如車輪 旋轉于任督兩脈

轉動慢時 氣如寸寬 白光 轉動快時 氣如數條光束 暢通無碍 悠然自得 如此轉動 十分鐘後 收功靜坐 下盤後 只覺得 渾身是汗 輕鬆愉快

참고로, 용문파에서는 삼관(三關)을 쉽게 통과하는 비법이 전해 내려온다.

다음 글은 필자가 안신조규(安神祖竅) 수련을 마친 후에 수도하는 데 대한 감회를 적은 글이다.

백자(百字)로 만들어졌다.

尋大道之頌
大道本無言 無名而無形,
若無借言說 不能顯大道.
昔伏羲作易 後昆曉乾坤
老子著經也 全彰德與道.
二聖明根源 玆以知還本
人皆有性命 由此修大道.
魏老人撰書 凭易參同契
丹道據天道 有鍾呂傳道

誰知長生藥 只在自身中
滅邪魔群駭 傳世爲眞寶

대도는 본래 말이 없고 이름도 형상도 없다네
만약 언설(言說)을 빌리지 않으면
능히 대도를 드러낼 수가 없다네.
그 옛날 복희씨는 역(易)을 지어
후손들이 건곤의 이치에 밝아졌고
노자는 도덕경을 지어
도와 덕이 온전히 드러나게 했다네.
두 성인이 근원을 밝혀 놓으니
이로써 근본으로 돌이켜야 함을 알았네.
세상 모든 사람 성(性)과 명(命)이 있으니
이를 말미암아 대도를 닦을 수가 있다네.
위백양이 참동계를 지음에
주역과 금벽경을 근거했다네.
단도란 하늘의 도를 근거함에
종리권과 여동빈의 전도집이 있다네.
누가 알겠는가.
장생(長生)의 약은 오직 자신의 몸 가운데 있음을.
이 약은 사마(邪魔)를 멸해 없애기도 하니
마군이들이 놀라 달아나는
세상에 전하는 참다운 보배라네.

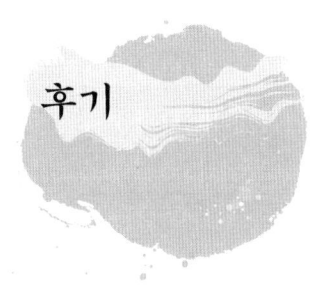

후기

　관음음양오행 수행법에 대한 책을 다 써놓고도 심중에 적잖이 망설였다. 신비롭게 보이기도 하고 또 한편으론 황당하게 여겨지기도 한, 차원이 다른 유형무질(有形無質)인 기의 세계의 일을 겪으면서 적은 내용이라 더욱 그러했다. 오직 유형유질((有形有質)의 세계인 육안으로만 보이는 것만 접해오던 사람들에겐 믿기가 어려운 일이라 공개하기가 꺼려졌던 것이다. 하지만 이런 귀중한 것을 세상에 공개하지 않고 혼자만 수행한 경험으로 그냥 묻어버리기에는 불자의 도리와 본분을 저버리는 것이 되므로 망설임 끝에 세상에 내놓게 된 것이다.

　소문(素問) 상고천진론(上古天眞論)에 이런 단락이 있다.

　"어느 날 황제가 선생인 기백에게 도를 물었다. 내가 듣기로 상고의 사람들은 나이가 모두 백 세가 넘게 살아도 행동함에 노쇠함이 보이지 않았다는데 지금의 사람들은 나이 겨우 반백(半百)이 되어도 벌써 노쇠한 모습이 보인다. 이것은 시대가 예와 달라서 그러한가, 아니면 양생의 도를 위배해서 그런가?"

기백이 대답하길 "상고의 사람 가운데 양생의 도를 아는 지혜로운 자는 능히 천지음양의 규율을 준수하고 사계절과 절기의 변화에 따라 잘 적응해서 음식을 절제하고, 일하고 휴식함에 법도가 있고, 무리하게 정신과 육체를 소모하는 것을 삼갔다. 이런 연유로 정신과 육체가 구족해서 천수를 누렸다."(黃帝內經, 素問上古天眞論〉余聞上古之人, 春秋皆度百歲 ,而動作不衰, 今時之人, 年半百而動作皆衰者, 時世異耶? 人將失之耶? 岐伯對曰 上古之人 其知道者, 法於陰陽, 和於術數, 飮食有節, 起居有常, 不妄作勞, 故能形與神俱, 而盡終其天年)라고 대답했다. 이 대답 가운데 '법어음양(法於陰陽) 화어술수(和於術數)'란 대목에서 이미 음양과 수의 중요성이 드러났다. 여기서 말하는 수는 숫자의 수가 아니다. 바로 음양오행의 수리(數理)인 것이다. 예를 들면 숫자는 6과 7을 합하면 13인데, 음양오행의 수리에선 6은 수(水)요 7은 화(火)다. 수와 화가 합하면 심신상교(心腎相交) 수화기제(水火旣濟)가 되는 것이다.

 오행에 배대해 말하면 '수'는 '신장'이요 '화'는 '심장'이라 심신이 교통이 잘된다는 소리다. 만약 이와 달리 신수(腎水)가 부족하고 심화(心火)가 왕성하면 심신불교(心腎不交), 수화미제(水火未濟)가 되어 몸의 음양 조절이 필요하게 되는 것이다. 모두가 6과 7이란 숫자의 일로서 통상적인 아라비아 숫자와는 확연히 구별이 되는 것이다. 우리 동양에서는 모든 수(數)가 음양의 변화와 일월성신(日月星辰)의 운행에 따라 나오는 것이라 했다.

 각설하고, 지금의 시대는 수명이 백 세 시대라고 방송 매체에서 광고를 한다. 그러나 여기에 나오는 천지음양의 규율을 준수하고 술

수에 잘 화합해서 정신과 육신이 다 충일해 천수를 누리는 것과는 질적인 면에서 현저한 차이가 난다. 지금의 시대에 백 세를 산다는 것은 완전한 건강 상태에서의 백 세 수명이 아니다. 아건강(亞健康) 상태로의 백 세 수명이다. 여기서의 '아(亞)'란 '버금 아'자로 건강에 버금간다는 뜻으로 완전히 건강하지는 않지만 반쯤 건강한 상태란 뜻이다. 현대 의학의 발달로 수명은 연장이 가능해졌지만 항생제 등 약물의 남용으로 인해 삶의 질적인 수준은 향상되지 않은 상태의 건강이다.

우리 관음음양오행 조절법과 음양오행 12단계 수행법은 이러한 폐단을 모두 없애 버리고 오직 음양오행의 조절로써 건강을 되찾게 하고 또한 수행에 관심이 있는 이들은 음양오행 12단계 수행법을 통해 대도(大道)에 들 수가 있는 길이 되어준다. 많은 이들이 이러한 좋은 법을 익혀 온 세계가 건강해져서 모두가 밝은 심성을 지녀 이웃에게도, 또한 유정(有情)과 무정(無情)에까지 덕화(德化)를 끼치길 빌어 마지않는다.

이 책이 나오기까지 모든 일에 어려움을 마다치 않고 도움을 아끼지 않은 김성란 선생님과 허동창 거사님께 지면을 빌어 진심으로 감사를 표한다. 이외 지면 관계로 수록하지 못한 다라니의 오행분류와 파워 정도의 분류법은 새로이 책자를 만들어서 곧이어 출간할 계획이다.

부산 송정 신광아란야에서

사문 혜일 씀.

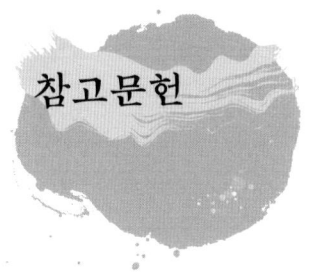

참고문헌

- 黃帝內經, 素問 人民衛生出版社 1992
- 黃帝內經, 素問, 校註 人民衛生出版社 1992
- 黃帝內經, 靈樞 人民衛生出版社 1992
- 黃帝內經, 靈樞, 注証發微 中國科學文獻出版社 1998
- 黃帝內經, 難經 人民衛生出版社 1992
- 開啓中醫之門 中國中醫藥出版社 1998
- 周易 학민출판사 影印本
- 周易折中 臺灣 中和堂
- 楞嚴經 影印本
- 首楞嚴經正脈疏 影印本
- 禪宗全書 臺灣 文殊出版社 中華民國 77年
- 眞言集 선장본
- 道德經 中國道敎協會刊印 2011
- 道家鍼灸 上海科學技術文獻出版社 劉正才 1999
- 訓詁學新編 巴蜀書社出版社 2002

-靈寶畢法 中國金華市道敎協會刊印 2011

-太乙金華宗旨

-鍾呂丹道經典譯解 宗敎文化出版社 沈志剛 2008

-陰符經 影印本

-六經圖 臺灣 中和堂 影印本

-張三豊太極煉丹秘訣 中國書店出版社

-靈寶通智能內功術 金華市道敎協會刊印 2010

-大丹直指 金華市道敎協會刊印 邱處機 2010

-周易參同契 魏伯陽 影印本

-慧命經 여강출판사 柳華陽 李允熙 옮김 1991

-鍾呂傳道集 金華市道敎協會刊印 2010

-五篇靈文 金華市道敎協會刊印 王重陽 2010

-禪門 염송 雲梯禪院(法供養版) 1994

-圓覺經 影印本

-金剛經 影印本

-涅槃經 影印本

-티벳해탈의 書 정신세계사 유기천 옮김 2006

-티벳트밀교개론 불광출판사 유기천 옮김 2010

-차크라힐링핸드북 슈리크리슈나다스 아쉬람 최여원 2008